Pradnya Diwthe
Alka Sawarkar
Arju Somkuwar

Efeito do extrato metanólico da casca do caule

Pradnya Diwthe
Alka Sawarkar
Arju Somkuwar

Efeito do extrato metanólico da casca do caule

de Neolamarckia cadamba em ratos Wistar diabéticos induzidos por estreptozotocina

ScienciaScripts

Cover image: www.ingimage.com

This book is a translation from the original published under ISBN 978-620-7-45490-7.

Publisher:
Sciencia Scripts
is a trademark of
Dodo Books Indian Ocean Ltd. and OmniScriptum S.R.L publishing group

120 High Road, East Finchley, London, N2 9ED, United Kingdom
Str. Armeneasca 28/1, office 1, Chisinau MD-2012, Republic of Moldova, Europe
Printed at: see last page
ISBN: 978-620-7-78328-1

Conteúdo

1 INTRODUÇÃO

A diabetes mellitus é a doença metabólica mais comum no mundo, caracterizada por resistência à insulina ou produção insuficiente de insulina, causando hiperglicemia. De acordo com a Organização Mundial de Saúde, o número de indivíduos que vivem com diabetes mellitus em todas as suas formas aumentou drasticamente nas últimas décadas e prevê-se que atinja 629 milhões em 2045 (Agrawal *et al.*, 2022). A diabetes é caracterizada por perda de peso e poliúria e foi documentada pela primeira vez pelos egípcios. No entanto, o termo "diabetes mellitus" foi cunhado pela primeira vez pelo médico grego "Aertaeus" (Kaul *et al.*, 2013). Diabetes é uma combinação de palavras latinas e gregas. A palavra latina Mellitus significa "adoçado com mel", e a palavra grega diabetes significa "sifão através". A diabetes mellitus é uma doença metabólica caracterizada pela disfunção do pâncreas, que é responsável pela síntese da hormona insulina. A hormona insulina é segregada pelas células B- das ilhotas de Langerhans na glândula pancreática. Entre outras coisas, a insulina é essencial para a utilização dos hidratos de carbono no organismo. Se a insulina estiver em falta devido a uma condição metabólica ou se não estiver a funcionar corretamente, estes hidratos de carbono acumulam-se na corrente sanguínea sob a forma de glicose. Depois disso, a glucose acumula-se na urina, o que é uma das principais razões pelas quais a diabetes mellitus é identificada. Por conseguinte, isto pode ser interpretado como uma deficiência na capacidade do pâncreas para produzir insulina ou como um mau funcionamento do pâncreas para produzir insulina (Srinivas *et al.*, 2014).

A diabetes divide-se em duas grandes categorias etiopatogénicas. A diabetes tipo 1, também conhecida como diabetes mellitus insulino-dependente (IDDM) ou diabetes juvenil, é causada pela falta de secreção de insulina. Os indivíduos com elevado risco de desenvolver este tipo de diabetes são frequentemente reconhecidos por evidência serológica de um processo patológico autoimune nos ilhéus pancreáticos, bem como por marcadores genéticos. Por outro lado, a diabetes tipo 2, também designada por diabetes mellitus não insulino-dependente (NIDDM), que é significativamente mais comum, é causada tanto pela resistência à ação da insulina como por uma resposta compensatória insuficiente de secreção de insulina (American Diabetes Association, 2013).

A diabetes mellitus é um distúrbio metabólico prevalente que pode ser encontrado tanto na patologia canina como na felina. Por outro lado, a diabetes mellitus clínica é raramente descrita em animais domésticos, como bovinos, pequenos ruminantes, suínos e cavalos (Fowler, 2008; Yang *et al.,* 2010; Ciobotaru, 2013). Tanto os factores genéticos como os ambientais desempenham um papel na diabetes felina e canina e a diabetes de tipo 2 é a forma mais prevalente de diabetes nos gatos. A evidência de factores genéticos na diabetes felina é maior nos gatos birmaneses. Em contrapartida, os factores de risco ambientais nos gatos domésticos ou birmaneses incluem o avanço da idade, a obesidade, o sexo masculino, a esterilização, o tratamento medicamentoso, a inatividade física e o confinamento em recintos fechados. As dietas ricas em hidratos de carbono elevam os níveis de insulina e de glucose no sangue e podem predispor os gatos para a obesidade e a diabetes. O risco de desenvolver diabetes aumenta cerca de 2 vezes nos gatos com excesso de peso e 4 vezes nos gatos obesos (Laflamme, 2012).

A diabetes mellitus felina assemelha-se muito à diabetes mellitus tipo 2 humana em muitos aspectos, incluindo as características clínicas, fisiológicas e patológicas da doença. Estas características incluem a idade de início da diabetes mellitus felina na meia-idade, a associação com a obesidade, a secreção de insulina residual mas em declínio, o desenvolvimento de depósitos amilóides nas ilhotas, a perda de aproximadamente 50% da massa de células B e o desenvolvimento de complicações em vários sistemas de órgãos, incluindo polineuropatia periférica e retinopatia (Henson e O'Brien, 2006).

Nos bovinos, a diabetes mellitus é frequentemente imunomediada e assemelha-se à diabetes mellitus humana de início juvenil (Taniyama *et al.*,1999). Vários factores, como a diminuição da síntese de insulina, a diminuição da sensibilidade à insulina nas células e órgãos alvo, um excesso de outras hormonas e medicamentos, ou várias combinações destes factores, podem desempenhar um papel no desenvolvimento insidioso da diabetes. Os sintomas clínicos mais prevalentes da diabetes mellitus sem complicações são a polifagia, a poliúria e a polidipsia (não cetoacidose). O animal apresenta hiperglicemia persistente devido à diminuição da absorção celular de glicose, ao aumento da glicogenólise e à gluconeogénese a partir de uma fonte de aminoácidos. Uma diminuição da oxidação da glucose tem sido associada a todas estas doenças metabólicas. As manifestações clínicas da gluconeogénese anormal a partir de aminoácidos incluem perda de peso e atrofia muscular. O aumento da lipólise e a diminuição da entrada de ácidos gordos nos adipócitos resultam em lípidos séricos elevados (Ciobotaru, 2013).

A diabetes pode causar problemas a longo prazo, incluindo retinopatia, que pode resultar em perda de visão, e nefropatia, que pode causar insuficiência renal, neuropatia periférica, que aumenta o risco de úlceras nos pés, amputações e articulações de Charcot, e neuropatia autonómica, que pode causar sintomas gastrointestinais, geniturinários, cardiovasculares e disfunção sexual. Os doentes com diabetes têm maior probabilidade de desenvolver doença cardiovascular aterosclerótica, arterial periférica e cerebrovascular. Os doentes com diabetes têm frequentemente hipertensão e alterações no metabolismo das lipoproteínas (American Diabetes Association, 2013).

Existem muitos medicamentos antidiabéticos atualmente disponíveis para ajudar a diminuir, controlar e gerir a diabetes mellitus, incluindo biguanidas, sulfonilureias, meglitinidas, tiazolidinedionas, inibidores da a-glucosidase, miméticos da incretina, inibidores da dipeptidil peptidase-IV (DPP-IV) e insulina. A maioria destas classificações de medicamentos farmacológicos tem efeitos secundários adversos. A título de exemplo, a sulfonilureia provoca hipoglicemia que, apesar de ser ligeira a grave, pode resultar numa ligeira dor de cabeça, numa complicação fatal, no aumento de peso, no aumento da ingestão de alimentos, em perturbações gastrointestinais e na mortalidade cardiovascular. Náuseas transitórias, anorexia ou diarreia, dores abdominais, acidose láctica com insuficiência renal grave e hipoperfusão renal são efeitos secundários da classe das biguanidas, a metformina. Além disso, a classe dos medicamentos tiazolidinedionas pode causar proteinúria, aumento de peso, anemia, dores de cabeça, distúrbios visuais, tonturas, hematúria, impotência, fadiga menos frequente, insónia, vertigens, hipoglicemia e outros efeitos secundários (Arulselvan *et al.*, 2014). As plantas são uma excelente fonte de medicamentos, especialmente na medicina tradicional, que tratam eficazmente várias doenças. 50% de todos os medicamentos clínicos modernos são derivados de produtos naturais, e desempenham um papel essencial nos programas de desenvolvimento de medicamentos da indústria farmacêutica.

Além disso, uma planta só pode ser considerada uma planta medicinal se a sua atividade biológica tiver sido documentada através de estudos etnobotânicos ou de investigação científica.

As principais vantagens da utilização de medicamentos derivados de plantas são o facto de serem geralmente mais seguros do que os análogos sintéticos e terem benefícios terapêuticos significativos. (Gupta *et al.*, 2013).

Os medicamentos à base de plantas têm sido tradicionalmente utilizados de forma eficaz nas sociedades asiáticas e em todo o mundo para tratar doenças e perturbações. O mecanismo da maioria das plantas utilizadas ainda não foi provado cientificamente. Muitas ervas tradicionais e as suas substâncias bioactivas são utilizadas para tratar a diabetes através de vários mecanismos de ação. No entanto, a maior parte das provas científicas dos seus efeitos terapêuticos são anedóticas. Novos compostos hipoglicémicos orais de chumbo a partir de ervas antidiabéticas tradicionais podem aliviar o elevado custo e a fraca disponibilidade de medicamentos modernos para muitas populações rurais, especialmente nos países em desenvolvimento (Arulselvan *et al.*, 2014).

Na Índia, o sistema indiano de medicina ayurvédica utiliza uma grande variedade de plantas medicinais. *Neolamarckia cadamba, A. chiensis*, *A. indicus*, *A. rich*, (Lam.) *Rich.* example Walp, *Anthocephalus cadamba* (Família-Rubiaceae) é vulgarmente designada por Kadam (Dubey *et al.*, 2011). O nome genérico deriva de duas palavras gregas, "anthos" e "kephalos", que descrevem cabeças de flores com uma forma semelhante a uma bola, e a espécie refere-se à região de origem. A Costa Rica, Porto Rico, África do Sul, Suriname, Taiwan, Venezuela e outros países tropicais e subtropicais introduziram-na recentemente. Encontra-se em toda a Índia, desde Assam, Bengala e os Ghats Ocidentais até Andhra Pradesh (Pandey e Negi, 2016). *A Neolamarckia cadamba* é conhecida por vários outros nomes locais na Índia, como

Sânscrito: Kadambah, Vrtta puspa e Priyaka

Hindi: Kadamb, Kadam

Assam: Roghu, Kadam

Tamil: Vellaikkatampu, Arattam e Kadappai

Malayalam: Katampu, Attutekka

Kannada: Kadamba mara, Kadavala e Neirumavinamara

Telugu: Kadambamu, Kadimi chettu

Devido ao seu enorme significado terapêutico na Ayurveda, um sistema médico tradicional indiano, é considerada uma das mais valiosas plantas medicinais tropicais de folha persistente. A Kadamba é uma planta medicinal muito utilizada nos textos clássicos da Ayurveda para uma série de doenças. A palavra Kadamba refere-se à dinastia Kadamba, que governou Banavasi, na atual região de Karnataka, de 345 a 525 d.C. A dinastia Kadamba considerava a árvore de Kadamba uma árvore sagrada. O governo de Karnataka também homenageia anualmente o reino de Kadamba celebrando o Kadambotsava, vulgarmente conhecido como "O Festival de Kadamba" (Mondal *et al.*, 2020).

A Neolamarckia cadamba é uma árvore de grande porte que pode atingir uma altura de 45 metros. Encontra-se amplamente distribuída pela maioria das florestas húmidas de folha caduca e sempre verdes da Índia. Nas árvores jovens, a casca é cinzenta e lisa; nas árvores mais velhas, é áspera e fissurada longitudinalmente. Na medicina tradicional, a casca seca do caule é utilizada para curar doenças como febre, inflamação, anemia, problemas uterinos, doenças do sangue e da pele, diarreia, disenteria, colite e estomatite e para melhorar a qualidade do sémen. A casca e as folhas das plantas têm várias propriedades medicinais, tais como tosse, adstringente, mucolítica, analgésica, anti-inflamatória, febrífuga, diurética, laxante, anti-séptica, antibacteriana, cicatrizante, antioxidante e anti-helmíntica. O extrato de raiz trata eficazmente distúrbios urinários como disúria, cálculos e glicosúria (Hass *et al.*, 2010). O extrato de cascas de *Neolamarckia cadamba* também foi relatado como tendo um agente hipoglicémico (Alam *et al.*, 2011). O Charaka Samhita recomenda a casca para tratar picadas de cobra, embora não seja considerada um antídoto para o veneno de cobra. O Sushruta Samhita recomenda a utilização das folhas como analgésico e como remédio para o reumatismo e a inflamação glandular (Pandey e Negi, 2016).

Foram isolados vários constituintes fitoquímicos da *Neolamarckia cadamba* utilizando técnicas fitoquímicas. Os metabolitos secundários encontrados nos extractos de folhas de *Neolamarckia cadamba* incluem glicosídeos, alcalóides, taninos, polifenóis, esteróides e flavonóides. A casca inclui saponinas, glicosídeos, triterpenóides, ácido cadambágico, ácido quinóvico, betasitosterol e alcalóides, incluindo a cadambina e os seus derivados. Certos alcalóides, esteróides e flavonóides exibem fortes efeitos antiepilépticos em vários modelos de convulsões. Além disso, foi demonstrado que as saponinas têm fortes propriedades anticonvulsivas e são capazes de modular os níveis de neurotransmissores no cérebro. De acordo com a análise química qualitativa, a casca em pó da *Neolamarckia cadamba* continha alcalóides, proteínas, terpenos, saponinas e hidratos de carbono (Zayed *et al.*, 2014a).

Foi relatado que as diferentes doses da fração etanólica (250, 500, 750 e 1000 mg/kg de peso corporal) e o extrato metanólico (200 e 400 mg/kg) da casca do caule da *Neolamarckia cadamba* foram relatados pela sua capacidade potencial para tratar ratos diabéticos induzidos por aloxano e curar problemas como a fadiga e a irritação, bem como para atuar como anti-diabético. De acordo com a investigação experimental publicada, presume-se que a presença de flavonóides, que induzem a libertação de insulina, seja responsável pela dosagem de 400-500 mg/kg de extrato eficaz no tratamento da diabetes (Mondal *et al.*, 2020). Consequentemente, é necessária investigação para identificar a composição e a bioatividade dos compostos extractivos antidiabéticos e a atividade antidiabética da casca da *Neolamarckia cadamba*. Por conseguinte, o presente estudo foi planeado com os seguintes objectivos

Objectivos:

1. Análise qualitativa dos constituintes fitoquímicos do extrato metanólico da casca do caule de *Neolamarckia cadamba.*
2. Estudar a propriedade antidiabética do extrato metanólico da casca do caule de *Neolamarckia cadamba.*
3. Estudar os parâmetros hematológicos, bioquímicos e histopatológicos.

2 REVISÃO DA LITERATURA

As plantas têm sido uma excelente fonte de medicamentos desde os tempos antigos. A utilização de plantas no tratamento de muitas doenças é mencionada na Ayurveda e noutras literaturas indianas. Existem mais de 45000 espécies de plantas na Índia, e diz-se que muitas delas oferecem benefícios medicinais. Estudos recentes sobre plantas utilizadas tradicionalmente para tratar a diabetes ou mencionadas na literatura antiga revelaram propriedades anti-diabéticas (Grover *et al.*, 2002).

A diabetes mellitus é uma condição rara em animais de criação; no entanto, tem sido observada na maioria das espécies. As condições poliúricas em cavalos estão documentadas há vários séculos, mas mesmo no século XXI, tem sido difícil distinguir, não tendo sido observados os diferentes tipos de poliúria (Baker e Ritchie, 1974). Uma insuficiência de insulina provoca um aumento dos níveis de glicose no sangue e na urina. A diabetes pode também provocar várias doenças como cataratas, problemas cardíacos, etc., para além de provocar alterações nos parâmetros bioquímicos como o colesterol, a ureia, a creatinina, etc.

Na medicina tradicional indiana, *a Neolamarckia cadamba* é muito utilizada. Tem sido utilizada para tratar infecções oculares, doenças de pele, dispepsia, estomatite, tosse, febre, anemia e distúrbios sanguíneos, desconforto abdominal (Umachigi *et al.*, 2007). Os compostos bioactivos da *Neolamarckia cadamba* são triterpenos, glicosídeos triterpenóides, flavonóides, saponinas, alcalóides indólicos; cadambina, cardamina e isodihidrocadambina. As folhas e o extrato do fruto de *Neolamarckia cadamba* são utilizados como gargarejo na estomatite. Uma tribo dos Ghats ocidentais utiliza tradicionalmente esta erva sob a forma de uma pasta para curar doenças de pele. No Bangladesh, o extrato da casca também foi utilizado como agente hipoglicémico (Alam *et al.*, 2011).

Foi feita investigação científica sobre o efeito farmacológico do extrato metanólico da casca do caule de *Neolamarckia cadamba* em ratos Wistar diabéticos induzidos por estreptozotocina." A literatura disponível é revista a fim de desenvolver um plano de estudo.

2.1 Diabetes mellitus

Baker e Ritchie (1974) estudaram que a diabetes mellitus é uma doença rara em animais de criação, no entanto, tem sido observada na maioria das espécies. Os distúrbios poliúricos em cavalos foram descritos há várias centenas de anos, mas mesmo no século XXI, os diferentes tipos de poliúria não foram diferenciados de forma consistente. O número de células beta remanescentes nas ilhotas de Langerhans diminui e mostra sinais de degeneração numa neoplasia da hipófise de um cavalo castrado e hiperplasia da cortical suprarrenal. Um teste de tolerância à glucose apresentou um resultado anormal, com o nível de glucose a permanecer elevado durante mais de duas horas.

Foster (1975) referiu que a diabetes mellitus era mais prevalente na cadela; apresentava um pico de ocorrência em ambos os sexos durante o 10º-12º ano, com uma incidência inverno-primavera, mas afectava sobretudo a cadela após o cio e tendia a ocorrer no verão. Quando a terapia de injeção de insulina foi iniciada precocemente e foi possível atingir durações de sobrevivência de 12 meses (em 50% dos casos) e 3 anos (em 23%), o prognóstico foi determinado como favorável. O prognóstico do gato foi favorável, tendo em conta os diferentes estilos de vida do cão e do gato.

Kitchen e Roussel (1990) afirmaram que os distúrbios metabólicos são uma preocupação frequente nos bovinos, mas não são normalmente reconhecidos nos touros. A combinação de hiperglicemia, acetonemia, cetonúria e glicosúria num touro foi altamente sugestiva de diabetes mellitus. Este diagnóstico pouco comum foi confirmado pelos resultados do teste de tolerância à glucose intravenosa. Os resultados do teste e os valores de insulina sérica permitiram ainda classificar a doença neste touro como diabetes mellitus de tipo I. Um touro com hiperglicemia, acetonemia, cetonúria e glicosúria era altamente indicativo de diabetes mellitus.

Nelson (2000) referiu que aproximadamente 75% dos gatos diabéticos têm poucas ou nenhumas células beta funcionais (ou seja, IDDM) quando a diabetes é diagnosticada e requer tratamento com insulina para controlar a glicemia. Os restantes 25% dos gatos diabéticos têm menos células B funcionais (ou seja, NIDDM) do que os gatos saudáveis, mas estão presentes células B suficientes para permitir um bom controlo da glicemia utilizando medicamentos hipoglicemiantes orais em vez de insulina.

Bennett (2002) afirmou que os diabéticos são mais propensos a infecções e a cicatrização de feridas é frequentemente dificultada. A deficiência de insulina provoca lipólise e hiperlipidemia ligeira, o que pode resultar em níveis falsamente baixos de frutosamina, diminuição da circulação renal e aterosclerose. Os diabéticos caninos têm maior probabilidade de desenvolver cataratas devido à acumulação de sorbitol no cristalino. Os gatos, por outro lado, podem desenvolver neuropatia diabética distal, que pode ser reversível com uma terapia adequada.

Nagappa *et al.* (2003) referiram que a diabetes mellitus (DM) é uma doença crónica provocada por uma incapacidade inerente ou adquirida de produzir insulina suficiente, quer pelo pâncreas, quer porque a insulina produzida é ineficaz. A diabetes consome uma parte crescente dos recursos nacionais e mundiais de cuidados de saúde, à medida que o número de pessoas com esta doença aumenta a nível mundial. Nos próximos 25 anos, prevê-se que venha a situar-se entre as principais causas de morte e de incapacidade no mundo. As regiões com maior potencial são a Ásia e a África, onde as taxas de DM poderão aumentar duas a três vezes mais do que as taxas actuais.

Rand *et al.* (2004) verificaram que a diabetes mellitus também ocorre em animais, mas mais particularmente em gatos e cães e, em certa medida, em bovinos e búfalos. A diabetes tipo 2 é mais comum nos gatos e os factores genéticos, bem como os ambientais, desempenham um papel muito importante no seu desenvolvimento. Os gatos birmaneses com diabetes estão sobre-representados como prova de factores genéticos na diabetes felina. O envelhecimento, a obesidade, o sexo masculino, a esterilização, o consumo de drogas, a inatividade física e o confinamento em recintos fechados são factores de risco ambientais para os gatos domésticos ou birmaneses. As dietas ricas em hidratos de carbono aumentam os níveis de insulina e de glucose no sangue e predispõem os gatos para o risco de obesidade e diabetes.

Joshi e Parikh (2007) estudaram o facto de a Índia ser a capital mundial da diabetes, com 41 milhões de indianos com diabetes, sendo que um em cada cinco diabéticos no mundo é indiano. A diabetes conduz também à prevalência da síndrome metabólica e da obesidade. 20 milhões de

Os indianos são obesos ou obesos abdominais, sendo as crianças os principais alvos e, em 2025, o número previsto é de 68 milhões. Mas o verdadeiro impacto da obesidade e da diabetes faz-se sentir através das doenças cardiovasculares e da hipertensão.

Arora *et al.* (2009) estudaram que a diabetes mellitus se divide em dois tipos: diabetes mellitus dependente de insulina (IDDM, Tipo 1) e diabetes mellitus não dependente de insulina (IDDM, Tipo 2) (NIDDM, Tipo 2). A diabetes tipo 1, uma doença autoimune, é caracterizada por uma resposta inflamatória localizada dentro e à volta das ilhotas, a que se segue a destruição selectiva das células secretoras de insulina. Por outro lado, a diabetes tipo 2 é caracterizada por resistência periférica à insulina e diminuição da secreção de insulina.

Etuk (2010) estudou que a diabetes mellitus é uma doença potencialmente mórbida com uma elevada prevalência em todo o mundo, o que a torna um grave problema de saúde pública. Atualmente, é uma doença metabólica incurável que afecta cerca de 2,8% da população mundial. Para tratar uma doença metabólica, os investigadores continuam a procurar novos compostos bioactivos com propriedades inovadoras.

Laflamme (2012) observou que a diferença média no peso corporal entre os grupos era de aproximadamente 25%. Os gatos obesos também enfrentam riscos acrescidos para a saúde, incluindo um risco acrescido de artrite, diabetes mellitus, lipidose hepática e mortalidade precoce. O risco de desenvolvimento de diabetes aumenta cerca de 2 vezes nos gatos com excesso de peso e cerca de 4 vezes nos gatos obesos. A alteração da secreção de adipocinas parece ser um mecanismo importante para a ligação entre o excesso de peso corporal e muitas doenças. Outrora considerado fisiologicamente inerte, o tecido adiposo é um produtor ativo de hormonas, como a leptina e a resistina, e de citocinas, incluindo muitas citocinas inflamatórias, como o fator de necrose tumoral-a, a IL-ie e a IL-6, e a proteína C reactiva. Pensa-se que a inflamação persistente e de baixo grau secundária à obesidade desempenha um papel causal em doenças crónicas como a osteoartrite, doenças cardiovasculares, diabetes mellitus e outras. Por exemplo, o fator de necrose tumoral-a altera a sensibilidade à insulina ao bloquear a ativação dos receptores de insulina. Além disso, a obesidade está associada a um aumento do stress oxidativo, que também pode contribuir para as doenças relacionadas com a obesidade. O tratamento da obesidade envolve modificações nutricionais e comportamentais. O aumento da ingestão de proteínas combinado com a redução da ingestão de calorias facilita a perda de gordura corporal, minimizando a perda de massa magra. A limitação das guloseimas a 10% da ingestão de calorias e o aumento do exercício físico contribuem para o sucesso do controlo do peso corporal.

Erukainure *et al.* (2013) afirmaram que a diabetes mellitus (DM) é uma condição metabólica caracterizada por perturbações no metabolismo dos hidratos de carbono, das proteínas e dos lípidos. É frequentemente causada pela libertação insuficiente de insulina na diabetes de tipo 1 ou pela insensibilidade à insulina na diabetes de tipo 2. A diabetes não controlada pode causar hiperglicemia, o que aumenta o risco de aterosclerose e provoca doenças. Outros problemas incluem a retinopatia, a nefropatia e a neuropatia. A maioria dos tratamentos farmacológicos para a diabetes baseia-se em hipoglicemiantes orais ou na terapia com insulina, que tem numerosos efeitos adversos, como o aumento de peso, a hipoglicemia, as perturbações gastrointestinais e as reacções de hipersensibilidade. Estes tratamentos têm sido de enorme interesse para os profissionais de saúde na gestão da diabetes mellitus

Kaul *et al.* (2013) afirmaram que a doença metabólica crónica diabetes mellitus é um problema global em rápido crescimento com enormes consequências sociais, sanitárias e económicas. Estima-se que, em 2010, 285 milhões de pessoas (aproximadamente 6,4% da população adulta) sofriam desta doença a nível mundial. Estima-se que este número aumente para 430 milhões na ausência de um melhor controlo ou cura. O envelhecimento da população e a obesidade são duas das principais razões para este aumento. Além disso, foi demonstrado que quase 50% dos presumíveis diabéticos só são diagnosticados 10 anos após o início da doença, pelo que a prevalência real da diabetes a nível mundial deve ser astronomicamente elevada. As complicações da diabetes, tais como o comprometimento do sistema imunitário, a doença periodontal, a retinopatia, a nefropatia, a neuropatia somática e autonómica, as doenças cardiovasculares e o pé diabético.

Lambert e Bull (2014) concluíram que o impacto global da diabetes mellitus tipo 2 no peso global da doença é substancial, com a Federação Internacional de Diabetes a estimar que, em 2007, a diabetes mellitus tipo 2 foi responsável por 6% da mortalidade em pessoas com idades compreendidas entre os 20 e os 79 anos. Existem fortes indícios de que a atividade física ajuda a reduzir o peso das doenças não transmissíveis, incluindo a diabetes mellitus tipo 2, bem como as doenças cardíacas, as doenças pulmonares e vários tipos de cancro, a nível mundial. A fim de orientar a política e a prática, esta revisão tem como objetivo fornecer uma avaliação prática e oportuna dos dados relativos ao exercício físico na prevenção primária da diabetes mellitus tipo 2. Observa-se também que os dados epidemiológicos de revisões sistemáticas de estudos de coorte de longo prazo mostraram uma relação dose-resposta entre o exercício físico e a prevenção primária da diabetes mellitus tipo 2.

Srinivas *et al.* (2014) analisaram o facto de a diabetes mellitus ter sido recentemente alvo de uma enorme desgraça por ser o maior assassino silencioso do mundo. É uma das doenças de crescimento mais rápido do mundo. De acordo com as estimativas, a Índia tem a população diabética que regista o crescimento mais rápido. Trata-se de uma doença metabólica que pode afetar ou impedir a síntese de insulina. Na Ayurveda, a doença pode ser evitada através da adoção de medidas preventivas. Pensa-se que um estilo de vida sedentário e os hábitos alimentares são as principais causas. A doença é descrita em Vanaja pramehas na Ayurveda e pode ser tratada de forma conservadora com medicação interna, dieta e exercício.

Gilor *et al.* (2016) relataram que o Diabetes mellitus (DM) é uma síndrome causada por várias etiologias. O diabetes mellitus pode ser causado por uma ampla variedade de mecanismos patológicos, que vão desde danos autoimunes das células в pancreáticas, resultando em insuficiência absoluta de insulina, até distúrbios que resultam em resistência à insulina, como o hipersomatotropismo.

Tafesse *et al.* (2017) afirmaram que a diabetes mellitus, um dos principais problemas de saúde pública do mundo, é uma doença metabólica com numerosas etiologias, caracterizada por uma perda da homeostase da glicose com anormalidades no metabolismo dos hidratos de carbono, lípidos e proteínas, em resultado de deficiências na secreção de insulina ou na ação da insulina. Estes problemas crónicos podem levar ao endurecimento e estreitamento das artérias (aterosclerose), o que, com o tempo, pode levar a acidentes vasculares cerebrais, doenças coronárias, outras doenças dos vasos sanguíneos, lesões nervosas, insuficiência renal e cegueira. A diabetes mellitus pode ser controlada com dieta, exercício físico e medicamentos actuais (insulina ou medicamentos hipoglicemiantes orais, como as sulfonilureias e as biguanidas).

Alloubani *et al.* (2018) demonstraram que a hipertensão e a diabetes mellitus são factores de risco de AVC e estão associadas a doentes com aterosclerose. Os indivíduos podem eliminar os factores de risco de AVC mudando os seus hábitos e praticando exercício físico simples todos os dias. Isto pode diminuir a pressão arterial e os níveis de hiperglicémia.

Nassar *et al.* (2021) observaram que a atual pandemia de COVID-19 afectou negativamente os níveis de glicose no sangue em doentes com diabetes mellitus. Os resultados podem ser divididos em impactos directos (os diretamente relacionados com a infeção viral) e efeitos indirectos (os relacionados com os impactos da pandemia na gestão da glicose no sangue ou com a utilização dos tratamentos propostos para a doença que também afectam a homeostase da glicose). Foram observadas elevações significativas da glicose no sangue em resultado do aumento da libertação de citocinas e mediadores inflamatórios, que conduzem a uma maior resistência à insulina e à hiperglicemia associada. Além disso, foi relatado que a COVID-19 pode estar envolvida no desenvolvimento de diabetes mellitus aguda em certos pacientes, visando os receptores ACE2 localizados nas ilhotas pancreáticas, resultando na destruição do pâncreas.

2.2 Terapia convencional e limitações

Nelson (2000) sugeriu que a acarbose pode ser eficaz na melhoria do controlo glicémico em alguns cães com diabetes mellitus dependente de insulina (IDDM). No entanto, a diarreia e a perda de peso em resultado da má assimilação dos hidratos de carbono foram efeitos adversos frequentes, ocorrendo em cerca de 35% dos casos. A diarreia foi mais frequente nas doses mais elevadas de acarbose (100 e 200 mg/cachorro) e recuperou geralmente dois a três dias após a suspensão da medicação. Devido ao elevado custo e à prevalência de efeitos secundários, a acarbose deve provavelmente ser reservada para o tratamento de animais de companhia diabéticos mal geridos, em que a causa do mau controlo glicémico não pode ser determinada e o tratamento com insulina, por si só, não é bem sucedido na prevenção dos sintomas clínicos da diabetes.

Dey *et al.* (2002) analisaram que as biguanidas incluem o medicamento metformina, que foi originalmente extraído da planta medicinal Galega officinalis. A metformina reduz os níveis de glucose no sangue através da inibição da síntese hepática de glucose e do aumento da absorção muscular de glucose. Além disso, reduz o colesterol LDL e os níveis de triglicéridos no plasma. Mas os efeitos adversos da metformina incluem acidose láctica, toxicidade renal, fraqueza, exaustão, falta de ar, náuseas, tonturas e fadiga.

Nagappa *et al.* (2003) descobriram que a glibenclamida pode regenerar as células beta no pâncreas de ratos de controlo diabéticos tratados com aloxano. Foi também proposto que a regeneração das células beta das ilhotas após a destruição do aloxano poderia ser a razão fundamental para a recuperação das cobaias injectadas com aloxano dos efeitos do medicamento. Verificou-se também que os extractos de epicatequina e de Vinca rosea funcionam através da regeneração das células beta na diabetes induzida por aloxano.

Venkatesh *et al.* (2003) referiram que a diabetes mellitus é uma doença crónica definida por níveis elevados de glicose no sangue causados por uma insuficiência absoluta ou relativa dos níveis de insulina em circulação. Embora estejam disponíveis vários tipos de agentes hipoglicemiantes orais e insulina para o tratamento da diabetes mellitus, existe uma procura crescente por parte dos doentes de produtos naturais com ação antidiabética. A insulina não pode ser administrada por via oral e a utilização prolongada de medicamentos sintéticos provoca efeitos secundários e toxicidade. Os medicamentos à base de plantas são amplamente prescritos, apesar de os seus ingredientes biologicamente activos serem desconhecidos, devido à sua eficácia, ausência de efeitos adversos e custo reduzido.

Blickle (2006) sugeriu que, devido ao metabolismo hepático e à eliminação biliar, a repaglinida pode ser utilizada em doentes com insuficiência renal. A nateglinida tem uma duração de ação ainda mais curta e quase não tem efeito sobre os níveis de glicose no plasma em jejum. Por este motivo, este medicamento só é indicado em associação com a metformina nos países onde está autorizado e sugeriu também que as glinidas poderiam preservar a função das células B ao longo do tempo melhor do que as sulfonilureias hipoglicemiantes e que a melhoria dos níveis de glicose pós-prandiais poderia exercer um efeito protetor cardiovascular a longo prazo.

Mkele (2013) analisou que a metformina tem um efeito hipoglicémico negligenciável quando utilizada isoladamente. Além disso, quando tomada com outros medicamentos anti-hiperglicémicos, como a insulina, observou-se que, em monoterapia, é neutra em termos de peso e favorece a redução do aumento de peso. Os efeitos secundários mais frequentemente notificados da utilização da metformina são problemas gastrointestinais.

Kokil *et al.* (2015) concluíram que o número e a classe de medicamentos hipoglicemiantes orais aprovados para uso humano na diabetes mellitus tipo 2 aumentaram significativamente nas últimas duas décadas, mas estas terapias, que têm como principal objetivo atingir e manter níveis euglicémicos, continuam longe do ideal em termos clínicos. Isto é demonstrado pela sua baixa eficácia, que se traduz num controlo glicémico deficiente, que expõe os doentes a uma vasta gama de problemas micro/macrovasculares que, em última análise, conduzem a uma mortalidade prematura.

Confederat *et al.* (2016) descreveram que as sulfonilureias foram os primeiros medicamentos hipoglicemiantes orais a serem utilizados terapeuticamente e, durante mais de 50 anos, têm servido como primeira linha de tratamento da diabetes mellitus tipo -2. Os efeitos secundários mais significativos que limitam a sua utilização são a hipoglicemia e o aumento de peso. Neste estudo, foram incluídos 200 doentes tratados com sulfonilureia e os seus efeitos secundários foram monitorizados ao longo de dois anos. Os resultados sugerem que 46,5% dos pacientes apresentaram um ou mais efeitos colaterais. O aumento de peso (25,5%), a hipoglicemia (14,5%) e os problemas digestivos (6,5%) foram os mais frequentemente registados.

Clark e Hoenig (2021) analisaram que a glipizida, uma sulfonilureia, demonstrou, em dois estudos realizados na década de 1990, melhorar o controlo glicémico em cerca de 30-40% dos gatos diabéticos; a eficácia pode ser superior, com base em dados anedóticos, quando associada a uma dieta pobre em hidratos de carbono. No entanto, como secretagogo, este medicamento depende da capacidade residual de secreção de insulina para ser eficaz, e a utilização a longo prazo em gatos resultou na deposição de amiloide nas ilhotas pancreáticas.

2.3 Agentes antidiabéticos naturais

Anand *et al.* (1989) estudaram que um extrato alcoólico das folhas da planta *Zizyphus sativa* mostrou uma redução dependente da dose dos níveis de glicose no sangue, mas não conseguiu produzir uma atividade hipoglicémica significativa em ratos diabéticos com aloxano.

Kumar *et al.* (1993) estudaram a atividade hipoglicemiante da pectina, isolada do fruto da *Coccinia indica*, em ratos normais, numa dose de 200 mg/100 g/dia após administração oral, tendo verificado uma redução significativa da glicose no sangue e um aumento do nível de glicogénio hepático.

Rai (1995) analisou o facto de *a Melia azadirachta ter demonstrado* ser eficaz na redução dos níveis de açúcar no sangue em cães. Verificou também que o óleo de neem contém o componente ativo nimbidina, que demonstrou ser um agente antidiabético significativo em coelhos alimentados com glicose e em jejum.

Amalraj e Ignacimuthu (1998) analisaram o facto de um extrato alcoólico das folhas de *Memecylonum belledom* (250 mg/kg) ter exercido um efeito significativo de redução da glucose sérica em ratos diabéticos normais e induzidos por aloxano após administração oral.

Kanth e Diwan (1999) estudaram que o extrato de metanol da raiz da planta *Sida cordifolia* L. possui uma atividade hipoglicemiante e supressora do apetite significativa

Saleem *et al.* (1999) estudaram que *a Bombax ceiba* L., vulgarmente conhecida como árvore do algodão de seda, está distribuída por toda a Índia, particularmente em Andhra Pradesh, ocorrendo normalmente de forma dispersa em florestas mistas de folha caduca. Foi relatado que a shamimina, um glucósido de flavonol isolado das folhas da planta, possui uma atividade hipoglicémica significativa a 500 mg/kg em ratos.

Rao *et al.* (2001) verificaram que os extractos da casca de *Pterocarpus santalinus* L. numa dose de 0,25 g/kg de peso corporal apresentaram uma atividade anti-hiperglicémica máxima, mas não produziram qualquer atividade hipoglicémica em ratos normais.

Sabu e Kuttan (2002) observaram que os extractos metanólicos (75%) de *Terminalia chebula, Terminalia belerica* e *Emblica Officinalis*, bem como a sua combinação conhecida como 'Triphala' (proporções iguais dos três extractos de plantas mencionados), são amplamente utilizados na medicina indiana. A dose oral dos extractos (100 mg/kg de peso corporal) reduziu eficazmente os níveis de glicose no sangue em ratos diabéticos normais e aloxanos (120 mg/kg) em 4 horas. A utilização diária e contínua do medicamento produziu um efeito duradouro.

Nagappa *et al.* (2003) analisaram o efeito do éter de petróleo, do metanol e dos extractos aquosos do fruto de *Terminalia catappa* L. nos níveis de açúcar no sangue em jejum e nos parâmetros bioquímicos do soro em ratos diabéticos induzidos por aloxano e produziram uma atividade hipoglicémica significativa e aliviaram a necrose pancreática produzida pela administração de aloxano.

Venkatesh *et al.* (2003) avaliaram os efeitos anti-hiperglicémicos dos extractos de *Caralluma attenuate*. Os extractos de etanol, clorofórmio e butanol foram examinados em ratos diabéticos induzidos por glicose e aloxana. O extrato de butanol, numa dose oral de 250 mg/kg, demonstrou efeitos anti-hiperglicémicos estatisticamente significativos e significativos em ambos os testes.

Akhani *et al.* (2004) estudaram o sumo de *Zingiber officinale* administrado numa dose de 4 ml/kg p.o. diariamente durante 6 semanas, prevenindo significativamente a hiperglicemia e a hiperinsulinemia em ratos diabéticos de tipo I induzidos por estreptozotocina (STZ). Produziu também um aumento significativo dos níveis de insulina e uma diminuição dos níveis de glucose em jejum em ratos diabéticos.

Nakagawa *et al.* (2004) analisaram o facto de *a Glycyrrhiza glabra* L., vulgarmente conhecida como alcaçuz, ser uma erva perene e saborosa que cresce entre 3 e 7 pés de altura e tem sido utilizada na alimentação e em remédios medicinais há milhares de anos. O efeito dos flavonóides hidrofóbicos desta planta foi estudado na acumulação de gordura abdominal e nos níveis de glucose no sangue em ratos diabéticos obesos KK-A (y). Os resultados indicaram que os flavonóides têm efeitos hipoglicémicos e de redução da gordura abdominal, possivelmente mediados pela ativação do recetor-gama ativado pelo proliferador de peroxissoma (PPAR-gama).

Kesari *et al.* (2005) estudaram o extrato aquoso das folhas de *Murraya koenigii* para avaliar a atividade hipoglicémica em coelhos diabéticos normais e induzidos por aloxano. Esta planta é promissora, uma vez que é ampla e regularmente utilizada como especiaria para aromatizar alimentos e, como tal, parece não ter quaisquer efeitos secundários ou toxicidade.

Arokiyaraj *et al.* (2011) observaram que os ratos a quem foi administrado o extrato de acetato de etilo de *Hypericum perforatum* apresentavam níveis de glicose no sangue em jejum consideravelmente mais baixos do que os animais de controlo diabéticos de uma forma dependente da dose. Quando os ratos de controlo diabéticos foram comparados com ratos de controlo normais, os seus níveis de insulina plasmática eram mais baixos. Em comparação com o controlo diabético, o nível de insulina plasmática foi significativamente mais elevado após 15 dias de terapia com o extrato de acetato de etilo de *Hypericum perforatum*.

Arulselvan *et al.* (2014) afirmaram que as plantas medicinais tradicionais e os seus potentes fitoconstituintes têm sido utilizados para o tratamento da diabetes e das suas complicações secundárias conexas em todo o mundo. Numerosas plantas têm sido bem conhecidas por curar e prevenir a diabetes entre vários medicamentos e outros remédios alternativos. Foi estudado o potencial terapêutico de um certo número de plantas medicinais tradicionalmente importantes para o tratamento de várias formas de diabetes e das suas complicações. Os efeitos destas plantas podem alterar os desequilíbrios metabólicos e atrasar o aparecimento das consequências da diabetes através da utilização de uma variedade de mecanismos celulares e moleculares. Foram realizadas experiências clínicas com um grande número de plantas medicinais activas e os seus constituintes bioactivos, que se revelaram eficazes. Além disso, ao longo dos últimos anos, uma variedade de fitoconstituintes derivados de plantas com actividades antidiabéticas demonstraram um potencial superior ao dos medicamentos sintéticos.

Dongare *et al.* (2019) estudaram a atividade antidiabética do extrato de folhas de *Catharanthus roseus* em ratos diabéticos induzidos por estreptozotocina. Foi observado um efeito significativo de redução da glicose no sangue a 400 mg/kg de peso corporal do extrato. O extrato também melhorou as alterações ocorridas na hematologia e no peso corporal dos animais devido à diabetes induzida.

Madariaga-Mazon *et al.* (2021) introduziram a DiaNat-DB, a primeira versão de uma nova e única base de dados de produtos naturais antidiabéticos. A atual (primeira) versão contém 336 compostos. Uma análise estrutural e das propriedades da base de dados revelou que os compostos da DiaNat-DB apresentavam geralmente características semelhantes às dos medicamentos. Além disso, foram registadas as estruturas específicas do DiaNat-DB. Foi possível determinar que estruturas estão presentes em compostos com propriedades anti-hiperglicémicas e hipoglicémicas, correlacionando os quimiotipos mais frequentes com a atividade biológica.

2.4 Atividade medicinal da *Neolamarckia cadamba*

Kapil *et al.* (1995) observaram que o ácido clorogénico (CGA) extraído de *Anthocephalus cadamba* foi testado quanto aos efeitos hepatoprotectores in vitro e in vivo utilizando tetracloreto de carbono (CCl_4) como modelo de lesão hepática. A injeção intraperitoneal de CGA em ratos numa dose de 100 mg/kg de peso corporal durante 8 dias resultou numa reversão considerável da peroxidação lipídica, fuga enzimática, inativação do citocromo P450 (Cyt P450) e aumento da defesa antioxidante celular em animais intoxicados com CCl4, indicando que o efeito antioxidante do CGA é responsável pela sua atividade protetora do fígado.

Umachigi *et al.* (2007) estudaram que os extractos alcoólico e aquoso de *Neolamarckia cadamba* mostraram uma atividade antibacteriana e antifúngica significativa contra quase todos os organismos, tais como *Micrococcus luteus, Bacillus subtilis, Staphylococcus aureus, Escherichia coli, Klebsiella pneumonia, Proteus mirabilis, Pseudomonas aeruginosa*, e quatro fungos *Candida albicans, fungos dermatófitos Trichophyton rubrum,* fungos sistémicos *Aspergillus niger, Aspergillus flavus e Aspergillus nidulans*, com atividade especialmente boa contra o dermatófito (*Trichophyton rubrum*) e algumas bactérias infecciosas (*Escherichia coli, Proteus mirabilis e Staphylococcus aureus*).

Alam *et al.* (2008) estudaram que o extrato hidroetanólico (250-500 mg/kg de massa corporal, p.o.) das flores de *Anthocephalus cadamba* exibiu atividade antidiarreica contra a diarreia induzida por óleo de rícino em ratos. Na experiência de diarreia induzida por óleo de rícino, o grupo de ratos que não recebeu o extrato da planta apresentou sinais e sintomas típicos de diarreia e defecação frequente. O extrato hidroetanólico de *Anthocephalus cadamba* produziu um efeito antidiarreico notável em ratos.

Chandrashekar *et al.* (2010) estudaram que o edema da pata induzido por carragenina, dextrano, mediadores (histamina e serotonina) e granuloma induzido por paletes de algodão foram utilizados para estudar os efeitos do extrato metanólico de *Anthocephalus cadamba* (MEAC) nas fases aguda e crónica da inflamação, respetivamente. O MEAC e a indometacina oral 10 mg/kg foram examinados quanto aos seus efeitos anti-edema. Os resultados indicaram que o MEAC tinha propriedades anti-inflamatórias significativas. O modelo de inflamação aguda revelou que todas as doses de MEAC suprimiram eficazmente o edema causado pela histamina, sugerindo que a sua eficácia anti-inflamatória pode ser apoiada pela sua atividade anti-histamínica. O efeito num modelo de inflamação crónica pode dever-se à migração celular para regiões danificadas e à acumulação de colagénio e mucopolissacarídeo. Estes resultados sugerem que *a Anthocephalus cadamba* actua como um agente anti-inflamatório.

Qureshi *et al.* (2011) afirmaram que *a Neolamarckia cadamba* (Rubiaceae), conhecida localmente como Laran na Malásia, é uma árvore de tamanho médio que pode ser encontrada na Malásia, na Índia e na China. As folhas e a casca da planta têm efeitos adstringentes, anti-hepatotóxicos, antidiuréticos e anti-helmínticos, entre outras propriedades medicinais. Há relatos de que o ácido clorogénico extraído das folhas tem efeitos hepatoprotectores in vitro e causa peroxidação lipídica nos microssomas do fígado in vivo.

Gupta *et al.* (2013) estudaram a composição química dos extractos metanólico e n-hexanóico das folhas de *Anthocephalus cadamba* analisada pela técnica GC-MS, o resultado mostrou que o extrato metanólico de *Anthocephalus cadamba* apresentou uma maior atividade antioxidante em comparação com os extractos n-hexânicos.

Zayed *et al.* (2014a) descobriram que alguns compostos identificados das folhas de *Neolamarckia cadamba* possuem certas actividades biológicas como antioxidante, antimicrobiana, estética, anti-séptica, antidiabética, hipocolesterolemia, etc.

Zayed *et al.* (2014b) afirmaram que a casca seca pode ser utilizada para tratar febres e como tónico, enquanto o extrato da folha pode ser utilizado como elixir bucal. Para além de fins medicinais, as suas folhas também têm sido utilizadas como forragem para o gado. Para além das suas propriedades terapêuticas, este estudo provou que as folhas de *Neolamarckia cadamba* têm uma elevada qualidade forrageira devido ao seu elevado teor de proteínas e baixos níveis de mimosina. Como alimento para ruminantes e não ruminantes, o seu conteúdo nutricional é comparável ou melhor do que o da *Leucaena leucocephala* e *Madia sativa* convencionais. De facto, este é o primeiro estudo a examinar o valor nutricional das folhas de *Neolamarckia cadamba.*

Pandey e Negi (2016) referiram que as várias partes da *Neolamarckia cadamba* são utilizadas no tratamento de várias doenças, como febre, problemas uterinos, doenças do sangue, doenças da pele, tumores, anemia, inflamação ocular e diarreia. Vários compostos fitoquímicos como a cadambina e os seus derivados (dihidrocadambina e iso-dihidro cadambina) e alcalóides indólicos (neolamarckinas) foram isolados das folhas e a presença de derivados do ácido quinóvico foi registada na casca da *Neolamarckia cadamba.*

Kareti e Subash (2020) mencionaram que o Shukla Yajurveda refere a utilização de pólenes de *Neolamarckia cadamba* para fortalecer o corpo e a mente, enquanto o Brahmavaivarta Purana indica que é útil para os dentes. A Farmacopeia Ayurvédica da Índia recomenda a casca seca do caule para as perturbações do trato genital feminino e as perturbações hemorrágicas, e tem sido utilizada para tratar infecções oculares, doenças de pele, dispepsia, bem como problemas de gengivas, estomatite, tosse, febre, anemia, perturbações sanguíneas e dores de estômago. Os efeitos da casca do caule incluem hipoglicémia, propriedades antidiuréticas, anti-helmínticas e febrífugas. Os frutos são utilizados como purificador do sangue, analgésico e pelos seus efeitos calmantes. As raízes e as flores têm propriedades abortivas. O gargarejo com folhas pode aliviar a estomatite e aliviar a afta. Os efeitos biológicos dos extractos brutos de *Neolamarckia cadamba* incluem acções anti-inflamatórias, anti-hepatotóxicas, analgésicas e antipiréticas, bem como efeitos na hipoglicemia, stress oxidativo, agentes antibacterianos e anti-helmínticos, sedação e efeitos antiepilépticos.

Nie *et al.* (2022) mencionaram que a conhecida literatura medicinal indiana antiga Charaka Samhita descreve a utilização de folhas de *Neolamarckia cadamba* para o tratamento de feridas e borbulhas. Devido à presença de alcalóides, taninos, esteróides, saponinas e glicosídeos, o extrato das suas folhas pode tratar vários tipos de infecções e dores. Estudos in vitro mostraram que os extractos dos frutos, folhas e casca da *Neolamarckia cadamba* são eficazes a matar uma grande variedade de linhas de células cancerígenas. Um extrato metanólico de *Neolamarckia cadamba* (MEAC) tem eficácia anticancerígena contra células do carcinoma ascítico de Ehrlich e do linfoma ascítico de Dalton.

Yadav *et al.* (2022) concluíram que o extrato etanólico de *Neolamarckia cadamba* e a sua pomada foram produzidos e testados quanto à eficácia contra feridas diabéticas. De acordo com o estudo, *a Neolamarckia cadamba* tem uma potência mais elevada quando administrada por via oral e tópica do que os medicamentos comuns povidona e aloé vera. A investigação também revelou que os polifenóis *da Neolamarckia cadamba* podem contribuir para a cicatrização de feridas através da contração acelerada da ferida, da reparação do tecido cutâneo e da formação de colagénio melhorado.

2.5 A atividade antidiabética da *Neolamarckia cadamba*:

Bussa e Jyothi (2010) estudaram que, em ratos diabéticos normais e aloxanos, foram avaliadas diferentes dosagens da fração etanólica da casca do caule de *Neolamarckia cadamba* para efeitos hipoglicémicos. Em ratos diabéticos aloxanos, a administração oral de 0,5 g/kg de peso corporal de extrato etanólico exibiu uma ação anti-hiperglicémica considerável, ao passo que os animais normais não apresentaram qualquer efeito hipoglicémico.

Gurjar *et al.* (2010) concluíram que o extrato da casca, dos frutos e das folhas da planta *Anthocephalus cadamba* foi utilizado como agente hipoglicémico. O extrato metanólico da casca de *Anthocephalus cadamba* mostrou que foi observado um efeito hipoglicémico cerca de 120 minutos após a administração do extrato da casca de *Anthocephalus cadamba* em ratos induzidos por aloxano.

Ahmed *et al.* (2011) estudaram que, em ratos hiperglicémicos induzidos por glucose, foi administrado um extrato metanólico da folha de *Neolamarckia cadamba*. O extrato foi administrado em várias doses uma hora antes da administração de glucose, e os níveis de glucose no sangue foram avaliados duas horas após a administração de glucose utilizando o método da glucose oxidase. As duas doses mais elevadas de extrato por kg de peso corporal foram 200 e 400 mg de extrato por kg de peso corporal, respetivamente. A 400 mg por kg de peso corporal, foi observada uma ação anti-hiperglicémica máxima, comparável à da glibenclamida (10 mg/kg). O extrato metanólico da folha de *Neolamarckia cadamba* apresentou efeitos favoráveis na redução dos níveis de glicose no sangue de ratos hiperglicémicos.

Alam *et al.* (2011) estudaram que o extrato hidroetanólico dos topos floridos de

Anthocephalus cadamba produziu um efeito hipoglicémico e propriedades antioxidantes em ratos diabéticos induzidos por aloxana e é capaz de proteger o fígado e o cérebro dos danos oxidativos causados pela diabetes.

Dubey *et al.* (2011) mencionaram que os extractos alcoólico e aquoso das raízes de *Neolamarckia cadamba* apresentaram uma eficácia antidiabética em doses de 400 mg/kg de peso corporal quando testados em ratos normoglicémicos e hiperglicémicos induzidos por aloxano.

Dwevedi *et al.* (2015) estudaram o efeito de diferentes dosagens de extrato etanólico da casca do caule de Cadamba nos níveis de glucose no sangue em jejum em ratos normais e diabéticos investigados. Foi demonstrado que os ratos diabéticos não tratados tinham níveis de glucose no sangue em jejum que eram visivelmente mais elevados do que os ratos normais não tratados. Após 5 horas de tratamento, o extrato etanólico do pó da casca de Cadamba numa dosagem de 0,5 g/kg fez com que os níveis de glicose no sangue dos ratos diabéticos baixassem 23,8%.

Mondal *et al.* (2020) analisaram que as diferentes doses da fração etanólica (250, 500, 750 e 1000 mg/kg de peso corporal) e do extrato metanólico (200 e 400 mg/kg) da casca do caule de *Anthocephalus cadamba demonstraram* ter um potencial antidiabético (hipoglicémico) em ratos diabéticos induzidos por aloxano, aliviando sintomas como a fadiga e a irritação. Os ensaios experimentais descritos contribuíram para estabelecer que um extrato de 400-500 mg/kg do medicamento foi bem sucedido no tratamento da diabetes, o que se acredita estar relacionado com a presença de flavonóides, que estimularam a secreção de insulina.

Munira *et al.* (2020) concluíram que o extrato de flores de *Neolamarckia cadamba* (Roxb.) é rico em componentes fenólicos e flavonóides, que contribuem para as suas significativas propriedades antioxidantes e inibidoras da a-amilase. Em ratos diabéticos, a administração oral do extrato de flores de *Neolamarckia cadamba* (Roxb.) resultou numa redução significativa ($P < 0,05$), dependente da dose, dos níveis de glicose no sangue, embora não tenha sido observada qualquer ação sinérgica quando foi administrado com metformina.

Yadav *et al.* (2022) revelaram que o extrato etanólico de *Neolamarckia cadamba* reduziu significativamente o tamanho da ferida em ambos os grupos de tratamento oral (28,70%, 36,80% nas doses de 200, 400 mg/Kg/dia) e tópico (23,08%, 31,21% nas doses de 5%, 10% p/p/dia) quando comparado com o grupo de controlo da diabetes neste estudo. Além disso, quando administrado por via oral a ratos com feridas diabéticas, o extrato de *Neolamarckia cadamba* reduziu os níveis de glucose sérica no 4º, 8º, 12º e 16º dias em comparação com o grupo de controlo de feridas diabéticas.

2.6 Análise fitoquímica de plantas medicinais

Gurjar *et al.* (2010) estudaram que os principais constituintes da casca do caule de *Anthocephalus cadamba* eram triterpenos, glicosídeos triterpenóides, saponinas e alcalóides indólicos. A análise fitoquímica da *Anthocephalus cadamba* revelou a presença de flavonóides, que também foram isolados de outras plantas e que se verificou estimularem a secreção ou possuírem um efeito semelhante ao da insulina.

Alam *et al.* (2011) afirmaram que os estudos fitoquímicos de *A. cadamba* resultaram no isolamento de alcalóides indólicos, secoiridoides, triterpenos e saponinas desta planta. Foram investigadas as propriedades hipoglicémicas e redutoras do stress oxidativo de um extrato hidroetanólico dos topos floridos de *A. cadamba* em ratos diabéticos induzidos por aloxano.

Dubey *et al.* (2011) mencionaram que os constituintes primários da *Neolamarckia cadamba* são alcalóides indólicos, terpenóides, sapogeninas, saponinas, terpenos, esteróides, lípidos e açúcares redutores. A casca também contém taninos e a casca seca do caule de *Anthocephalus indicus* foi investigada quanto aos seus constituintes esteróides e alcalóides com bons valores terapêuticos. Os estudos experimentais mostraram que o extrato de 400-500 mg/kg da droga é eficaz no tratamento da diabetes e pensa-se que isso se deve à presença de flavonóides, que estimulam a secreção de insulina ou possuem um efeito semelhante ao da insulina.

Ahmed *et al.* (2011) revelaram que *a Neolamarckia cadamba tinha* propriedades significativas de redução da glicose no sangue em ratos hiperglicémicos induzidos por glicose. As saponinas incluídas no extrato bruto podem ser responsáveis pela ação farmacológica observada.

Peng *et al.* (2011) demonstraram que a composição do extrato polifenólico de *Hibiscus sabdariffa* (HPE) contém pelo menos 18 químicos fenólicos. O ácido gálico, o ácido protocatecuico, o ácido clorogénico, o ácido cafeico, o éster de galo, o derivado de quercetina e o tilirosídeo são apenas alguns dos componentes polifenólicos encontrados no HPE que demonstraram ter propriedades antidiabéticas. Estes componentes têm um impacto no secretagogo da insulina, na prevenção da hipoglicemia e na antiglicação. Como resultado, regulam o metabolismo da glucose e protegem o fígado, o pâncreas e os rins dos efeitos da diabetes. A utilização de HPE é segura e não afectou os rins ou o fígado.

Ali *et al.*, (2012) estudaram que o rastreio fitoquímico da *Phaleria macrocarpa* confirmou a presença de flavonóides, terpenos e taninos no extrato de metanol, n-butanol e o fracionamento do NBF produziu sub-fracções I (SFI), enquanto a análise LC-MS revelou 9,52%, 33,30% e 22,50% de mangiferina, respetivamente. Os efeitos anti-hiperglicémicos do fruto *da Phaleria macrocarpa* devem-se provavelmente a uma atividade extra-pancreática. A mangiferina, que está presente neste local, pode ser a responsável por esta atividade relatada.

Monday e Uzoma (2013) relataram que a administração oral do extrato metanólico do tubérculo de *Icacina trichantha* reduziu a glicose no sangue e os lípidos séricos, o que pode ser devido à melhoria da secreção de insulina através da recuperação das células beta pancreáticas. Investigações anteriores mostraram que os alcalóides e os flavonóides podem ajudar a regular a diabetes e uma variedade de outras doenças.

Rathor *et al.* (2013) estudaram que a presença de vários componentes químicos, principalmente taninos, flavonóides, glicosídeos e proteínas foi revelada pela análise fitoquímica dos extractos hidroalcoólicos de *Ecbolium ligustrinum*, enquanto a análise do extrato de clorofórmio revelou a presença de alcalóides e esteróis. As actividades anti-diabéticas e antioxidantes dos extractos hidroalcoólicos de *Ecbolium ligustrinum* podem dever-se a proteínas, glicosídeos e flavonóides.

Salehi *et al.* (2019) afirmaram que o estudo dos fitoquímicos responsáveis pelas acções anti-diabéticas avançou nas últimas décadas. A atividade anti-diabética dos materiais vegetais tem sido associada a uma combinação de fitoquímicos ou a um único componente dos extractos vegetais. As plantas medicinais produzem uma vasta gama de fitoquímicos, incluindo alcalóides, ácidos fenólicos, flavonóides, glicosídeos, saponinas, polissacáridos, estilbenos e taninos, todos eles estudados pelas suas propriedades antidiabéticas. Os efeitos benéficos dos fitoquímicos podem ser mediados por uma série de mecanismos, incluindo o controlo do metabolismo dos lípidos e da glicose, a secreção de insulina, a estimulação das células beta, a ativação da via de sinalização NF-kB, a inibição das enzimas gluconeogénicas e os efeitos protectores contra as espécies reactivas de oxigénio (ROS).

A análise fitoquímica de **Yadav *et al.* (2022)** revelou um grande número de fitoconstituintes no extrato etanólico de *Neolamarckia cadamba* (alcalóides, flavonóides, fenóis, saponinas, esteróides, glicosídeos, taninos). Foi determinado que o conteúdo total de fenólicos e flavonóides era de 118,53 ±1,36 mg/g e 106,51±1,26 mg/g, respetivamente. *A Neolamarckia cadamba* reduziu significativamente o tamanho da ferida em ambos os grupos de tratamento oral (28,70%, 36,80% em doses de 200, 400 mg/Kg/dia) e tópico (23,08%, 31,21% em doses de 5%, 10% p/p/dia) quando comparado com o grupo de controlo diabético. A administração oral do extrato de *Neolamarckia cadamba* reduziu os níveis de glucose sérica no 4º, 8º, 12º e 16º dias em ratos com feridas diabéticas, em comparação com o grupo de controlo de feridas diabéticas.

2.7 Indução de diabetes:

Muruganandan *et al.* (2005) estudaram os ratos diabéticos tratados com estreptozotocina STZ (55 mg/kg, i.p) e revelaram anomalias claras no metabolismo dos lípidos, como demonstrado pelos níveis plasmáticos significativamente aumentados de colesterol total, triglicéridos, LDL-C, índice aterogénico e níveis diminuídos de HDL-C.

Akbarzadeh *et al.* (2007) estudaram que, para a indução de diabetes experimental em ratos adultos machos pesando 250-300 gramas (75-90 dias), 60mg/kg de estreptozotocina foram injectados por via intravenosa. Três dias após a degeneração das células beta, a diabetes foi induzida em todos os animais.

Andrade-Cetto *et al.* (2007) revelaram que, quando os níveis de glucose dos ratos n-STZ são comparados com os dos ratos STZ normais (injeção de STZ no estado adulto), observaram que o modelo aqui utilizado produz valores mais baixos de glucose no sangue. No entanto, a administração de STZ a ratos recém-nascidos (n-STZ) numa dose de 90 mg/kg de peso corporal aumentou significativamente os níveis de glicose no sangue após 3 meses, em comparação com ratos injectados apenas com tampão de acetato (controlo não diabético).

Pushparaj *et al.* (2007) afirmaram que o extrato etanólico de *Cichorium intybus* (CIE), que é frequentemente utilizado na Índia como tratamento tradicional para a diabetes mellitus, demonstrou ter efeitos hipoglicémicos e hipolipidémicos. A estreptozotocina (STZ,50 mg/kg) foi administrada intraperitonealmente a ratos Sprague-Dawley machos com 9 semanas de idade (160-200 g) para provocar diabetes experimental.

Tesch e Allen (2007) referiram que a estreptozotocina (STZ) é um antibiótico que provoca a destruição das células dos ilhéus pancreáticos e é normalmente utilizado em experiências para criar um modelo de diabetes mellitus tipo 1 (DM1). Os procedimentos para induzir a deficiência de insulina e a hiperglicemia induzidas por STZ em ratinhos e ratos são descritos em pormenor nesta unidade. Os protocolos para o desenvolvimento de modelos animais de diabetes tipo 2 baseados em STZ também são abordados. Estes animais são utilizados para avaliar os efeitos patogénicos da diabetes, bem como para analisar possíveis terapêuticas para o seu tratamento.

Azadbakht *et al.* (2010) avaliaram o impacto hipoglicemiante do extrato aquoso do fruto de *Diospyros lotus* L. em ratos diabéticos induzidos por estreptozotocina e quaisquer potenciais anomalias morfológicas no coração, fígado e rim. Uma dose única intraperitoneal (IP) de 70 mg/kg de estreptozotocina causou diabetes mellitus (STZ).

Etuk (2010) mencionou que a estreptozotocina (STZ, 69%) e o aloxano (31%) são, de longe, os fármacos mais utilizados, e que este modelo tem sido eficaz no estudo de uma variedade de aspectos da doença. Ambos os fármacos causam diabetes quando administrados por via parentérica (intravenosa, intraperitoneal ou subcutânea). A quantidade destes fármacos necessária para induzir a diabetes é determinada pela espécie animal, pelo modo de administração e pelo estado nutricional.

Prasad *et al.* (2010) mencionaram que a diabetes foi induzida em ratos por uma única injeção intraperitoneal de estreptozotocina em tampão citrato 0,1M recentemente preparado a um pH de 4,5 (70 mg/kg de peso corporal). Três dias após a injeção de estreptozotocina, o nível de glicose no sangue em jejum foi avaliado através da recolha de sangue do plexo retro-orbital do olho. Os animais com níveis de glucose no sangue superiores a 200 mg/dL. foram utilizados para estudos posteriores.

Arokiyaraj *et al.* (2011) estudaram o efeito anti-hiperglicémico de um extrato de acetato de etilo de *Hypericum perforatum* (*H. perforatum*) em ratos diabéticos induzidos por estreptozotocina (STZ). Em ratos normais, foram efectuados o teste oral de tolerância à glicose e o teste de toxicidade aguda. Aos animais albinos machos foi administrada STZ (40 mg/kg, intraperitonealmente) para os tornar diabéticos. Para determinar o efeito anti-hiperglicémico, foram administradas aos ratos diabéticos doses orais de extrato de acetato de etilo de *H. perforatum* a 50, 100 e 200 mg/kg durante 15 dias.

Malini *et al.* (2011) estudaram a indução de diabetes em ratos albinos Wistar utilizando injeção intraperitoneal de estreptozotocina (45mg/kg). O ácido elágico (50 mg/kg e 100 mg/kg) diluído em 0,2% de dimetilsulfóxido foi administrado por via oral a ratos diabéticos através de uma sonda intragástrica diariamente durante 35 dias. Nos ratos diabéticos induzidos por STZ, verificou-se um aumento considerável da glicose plasmática, da hemoglobina glicosilada no sangue e da atividade da hexoquinase, bem como uma diminuição da insulina plasmática e do péptido C, do glicogénio da hemoglobina no sangue (fígado e músculo) e das actividades da glicose-6-fosfatase e da frutose-1, 6-bisfosfatase no fígado e no rim. O ácido elágico administrado por via oral restabeleceu todos estes parâmetros bioquímicos para valores próximos do normal.

Al-Shaqha *et al.* (2015) concluíram que o extrato etanólico da planta *Catharanthus roseus apresentava* uma atividade anti-hiperglicémica significativa em ratos diabéticos induzidos por estreptozotocina (STZ). Os resultados da glucose no sangue, da estimativa bioquímica do soro e do mRNA do gene de transporte da glucose (GLUT-2 e GLUT-4) indicaram que a *Catharanthus roseus* tem ingredientes renovadores e curativos, uma vez que pode reverter a maioria das alterações no sangue e nos tecidos causadas pela diabetes induzida por STZ em ratos.

Dongare *et al.* (2019) observaram que a estreptozotocina a uma taxa de dose de 40 mg/ kg de peso corporal foi utilizada por via intraperitoneal em ratos para produzir diabetes. Os ratos apresentaram um aumento nos níveis de glicose no sangue clinicamente superior a 300 mg/dl após um período de uma semana, indicando o desenvolvimento de diabetes clínica.

Ali *et al.* (2021) afirmaram que a diabetes foi induzida por uma única injeção intraperitoneal de STZ numa dose de 60 mg/kg (dissolvida em tampão citrato pH 4,5). O nível de glucose no sangue foi avaliado 4 a 5 dias após o tratamento com STZ. Os animais utilizados no estudo foram considerados como tendo diabetes quando os seus níveis de glucose no sangue em jejum eram superiores a 250 mg/dL.

2.8 Estreptozotocina e seu mecanismo de ação

Ganda *et al.* (1976) mencionaram que a estreptozotocina, um derivado N-nitroso da D-glucosamina, foi identificada em 1960 a partir de culturas de *Streptomyces achromogenes*. investigou também a interação de várias substâncias no efeito beta-citotóxico da estreptozotocina e observou que a glicose e a manose não eram capazes de proteger contra a ação diabetogénica da estreptozotocina.

Thulesen *et al.* (1997) afirmam que a estreptozotocina, que induz a diabetes em animais, é captada pelas células beta através do transportador de glucose 2 (GLUT2) e que, em seguida, a estreptozotocina provoca a fragmentação do ADN nas células beta pancreáticas de ratos através da geração de radicais livres alquilantes, o que resulta numa diminuição dos níveis celulares de nucleótidos e compostos associados, em especial NAD+. Como resultado, as células beta necrosam rapidamente.

Elsner *et al.* (2000) afirmaram que a absorção da estreptozotocina (STZ) e de substâncias químicas alquilantes quimicamente semelhantes pelas células é necessária para a sua atividade tóxica. A STZ provoca a destruição das células beta e é diabetogénica porque é especificamente absorvida pelas células beta através do transportador de glicose de baixa afinidade GLUT2. A estrutura da molécula inclui uma porção de glucose, o que permite que a STZ entre na célula beta através deste transportador de glucose específico. A importância do GLUT2 é também confirmada pela observação de danos causados pela STZ noutras células que exprimem este transportador, como os hepatócitos e as células tubulares renais. Por conseguinte, qualquer tratamento com STZ em animais causa não só diabetes, mas também danos no fígado e nos rins.

Lenzen (2008) referiu que a estreptozotocina é um agente diabetogénico. Mais uma vez, este estado insulinogénico, conhecido como "diabetes estreptozotocina", é induzido pela necrose selectiva das células beta pancreáticas, e a estreptozotocina tem sido, desde então, o fármaco de eleição para induzir a diabetes mellitus em animais.

Eleazu *et al.* (2013) introduziram que a estreptozotocina (STZ) tem sido usada como um dos agentes químicos para causar diabetes em animais experimentais. A estreptozotocina inibe a síntese de ADN tanto em células bacterianas como em células de mamíferos. A degradação do ADN bacteriano ocorre nas células bacterianas em resultado de uma interação específica com as moléculas de citosina. Dependendo da dose administrada, os efeitos da estreptozotocina nas células beta pancreáticas podem ser observados 72 horas após a administração.

Furman (2015) mencionou que a estreptozotocina (STZ) é um antibiótico que produz a destruição das células в das ilhotas pancreáticas e é amplamente utilizada experimentalmente para produzir um modelo de diabetes mellitus tipo -1 (DM1). Nesta unidade são descritos em pormenor protocolos para produzir deficiência de insulina induzida por STZ e hiperglicemia em ratinhos e ratos. Também são descritos protocolos para a criação de modelos animais de diabetes tipo 2 utilizando STZ.

2.9 Bioquímica sérica na diabetes

Akhani *et al.* (2004) observaram o efeito do sumo de *Zingiber officinale* (4mL kg-1, p.o. diariamente) durante seis semanas em ratos diabéticos de tipo I induzidos por estreptozotocina (STZ), com especial ênfase no papel dos receptores de serotonina (5-hidroxitriptamina; 5-HT) no controlo glicémico. O sumo de *Zingiber officinale* reduziu consideravelmente a hiperglicemia e a hiperinsulinemia que a 5-HT (1 mg kg-1, i.p.) produziu em ratos normoglicémicos. Os níveis de açúcar no sangue em jejum foram significativamente elevados na diabetes STZ- e os níveis de insulina no soro foram significativamente reduzidos. Em ratos diabéticos, o tratamento com *Zingiber officinale* resultou num aumento considerável dos níveis de insulina e numa diminuição dos níveis de glucose em jejum. Num teste oral de tolerância à glucose, os ratos tratados com *Zingiber officinale* apresentaram uma redução significativa da área sob a curva da glucose e um aumento da área sob a curva da insulina. Em ratos diabéticos, o tratamento com *Zingiber officinale* também resultou numa diminuição da tensão arterial, dos triglicéridos séricos e dos níveis de colesterol.

Kesari *et al.* (2005) revelaram que os níveis de glucose no sangue de coelhos normais e diabéticos baixaram após uma administração oral única de um extrato aquoso de folhas de *Murraya koenigii* em doses de 200, 300 e 400 mg/kg. Após 4 horas de administração oral de 300 mg/kg, observou-se uma diminuição máxima de 14,68% nos coelhos normais e de 27,96% nos coelhos diabéticos ligeiros. Quando os coelhos sub-diabéticos (AR) e ligeiramente diabéticos (MD) realizaram um teste de tolerância à glucose após duas horas, a mesma dose melhorou significativamente a sua tolerância à glucose em 46,25% e 38,5%, respetivamente.

Bussa e Jyothi (2010) descobriram que os extractos etanólicos do extrato em pó da casca de *Neolamarckia cadamba* numa dosagem de 0,5 g/kg de peso corporal produziram a queda máxima de 23,8% nos níveis de glicose no sangue de ratos diabéticos após 5 horas de tratamento. Mas nenhuma das doses de extrato etanólico produziu qualquer efeito hipoglicémico em ratos tratados normalmente. O tratamento com glibenclamida numa dosagem de 0,2 g/kg b. wt. resultou numa queda de 31,1% nos níveis de glucose no sangue de ratos diabéticos após 5 h de tratamento.

Gurjar *et al.* (2010) observaram que o extrato metanólico de *A. cadamba* mostrou um efeito marcado na diminuição do nível de glicose no sangue e na retificação de problemas como fadiga e irritação associados à doença. Foram utilizadas duas concentrações do extrato para a investigação, ou seja, 400 mg/kg e 200 mg/kg contra a dose padrão de glibenclamida 10 mg/kg, que mostrou uma diminuição de 23,65% no nível de glicose no sangue, 200mg /kg mostrou uma diminuição de 22,45% e o medicamento padrão mostrou uma diminuição de 29,04% durante o estudo de duas semanas quando comparado com o medicamento padrão. A dose de 400mg/kg de extrato metanólico foi quase tão eficaz como o medicamento padrão (glibenclamida). Quando a atividade do extrato foi realizada através do teste de tolerância à glicose em ratos carregados de glicose, o extrato metanólico de 400mg/kg mostrou um efeito significativo no nível de glicose no sangue, mas o extrato de 200 mg/kg não mostrou uma diminuição significativa no nível de glicose no sangue. O valor de p é inferior a 0,001 exceto a 200 mg/kg no teste de tolerância à glucose.

Jayanthi *et al.* (2010) estudaram o efeito sobre a glucose no sangue e as enzimas hepáticas em ratos normais e diabéticos induzidos por Alloxan da administração oral diária de extractos de diclorometano: metanol (1:1) da folha de *Catharanthus roseus* (CR) (500 mg/peso corporal) durante 20 dias. Quando comparados com os ratos diabéticos, os ratos diabéticos tratados com o extrato metanólico de diclorometano da folha de *Catharanthus roseus* apresentaram um aumento significativo do peso corporal ($P<0,05$), níveis mais baixos de glicose, ureia e colesterol no sangue e níveis mais elevados de proteína e glicogénio ($P<0,01$). Estes resultados demonstram a atividade anti-hiperglicémica do extrato. Quando a folha de *Catharanthus roseus* foi administrada a ratos diabéticos em comparação com ratos de controlo, a atividade de enzimas hepáticas como a hexoquinase foi consideravelmente ($P<0,01$) elevada, e a glucose 6-fosfatase e a frutose 1, 6-bifosfatase foram significativamente ($P<0,05$) diminuídas.

Meenakshi *et al.* (2010) estudaram que, em ratos diabéticos induzidos por aloxano, a administração oral de um extrato etanólico de raiz da *Zaleya decandra* durante 15 dias (200 mg/kg de peso corporal/dia) restaurou significativamente os níveis de glicose, colesterol, triglicéridos, proteínas totais, ureia, creatinina, peroxidação lipídica e enzimas antioxidantes.

Sharma *et al.* (2010) descobriram que o extrato de folhas de *Ficus glomerata* pode reduzir a ureia sérica, a creatinina sérica e o colesterol sérico, aumentar os níveis de proteína sérica e confirmar que o papel principal do extrato é proteger os tecidos essenciais (rim e fígado), incluindo o pâncreas, reduzindo os níveis de glicose no sangue.

Alam *et al.* (2011) observaram que o extrato hidroetanólico dos topos floridos de *Anthocephalus cadamba* foi estudado quanto ao seu potencial efeito hipoglicémico e antioxidante em ratos diabéticos induzidos por aloxano. A atividade das transaminases, como a aspartato transaminase (AST), a alanina transaminase (ALT) e a fosfatase alcalina (ALP), foi significativamente reduzida pelo extrato. Durante o período experimental, foram também observadas alterações significativas nos níveis de catalase, peroxidase e substâncias reactivas ao ácido tiobarbitúrico (TBARS). Os resultados mostraram que o extrato hidroetanólico dos topos floridos *de Anthocephalus cadamba* tem propriedades hipoglicémicas e pode prevenir os danos oxidativos no fígado e no cérebro relacionados com a diabetes.

Peng *et al.* (2011) revelaram que o modelo de diabetes tipo -2 com glicose elevada e hiperinsulinemia indicou o efeito do extrato polifenólico de *Hibiscus sabdariffa* (HPE) na diminuição da glicose no sangue e na melhoria da resistência à insulina. O extrato polifenólico de *Hibiscus sabdariffa* é hipolipidémico e reduz os parâmetros da obesidade e da diabetes, tais como os triglicéridos no sangue, o colesterol e o rácio de risco LDL/HDL.

Oyedemi *et al.* (2011) observaram que a injeção intraperitoneal de estreptozotocina provoca uma resposta diabetogénica significativa em ratos wistar, com um aumento significativo dos níveis de açúcar no sangue em comparação com ratos normais. O nível de açúcar no sangue aumentou de 5,60 mmol/L para 28,30 mmol/L. Depois de o extrato aquoso da casca do caule de *Afzelia africana* ter sido administrado por via oral numa dose de 200 mg/kg, o nível de glicose no sangue diminuiu significativamente ($P<0,05$). No entanto, a dose de 100 mg/kg mostrou uma influência significativa nos níveis de glucose no sangue quando comparada com ratos diabéticos não tratados. Os dados obtidos com a dose de 200 mg/kg são favoráveis aos obtidos no grupo tratado com glibenclamida (10,43±3,30 mmol/L).

Rathor *et al.* (2013) estudaram que o extrato hidroalcoólico de flores de *Ecbolium ligustrinum* (H.A.E.) e o extrato clorofórmico de flores de *Ecbolium ligustrinum* (C.E.) reduziram o nível elevado de glicose no sangue em tratamento crónico. Observou-se que o medicamento padrão glibenclamida baixou significativamente o nível de glicose no sangue, voltando quase ao normal, enquanto o H.A.E e o C.E diminuíram significativamente ($p<0,01$) o nível de glicose no sangue em jejum em ratos diabéticos no 14º e 21º dia em comparação com os níveis iniciais (0º dia) de glicose no soro sanguíneo. Quando o H.A.E e o C.E foram comparados quanto à sua atividade antidiabética em comparação com o controlo ativo, particularmente a glibenclamida, o resultado mostrou que o seu potencial era menor mas significativo (**$p<0,01$) do que o medicamento padrão a nível crónico.

Michael *et al.* (2013) mencionaram que os novos compostos flavonóides naturais, diosmetina 7-O-b-L-arabinofuranosil (1-2) b-D-apiofuranosídeo (1) e diosmetina 7-O- b-D-apiofuranosídeo (2), foram recuperados do extrato de acetona do epicarpo de frutos de tâmara da família Arecaceae (Palmae). Para além dos métodos químicos e físicos de análise, foram utilizadas várias técnicas espectroscópicas para revelar as suas estruturas químicas. A atividade biológica destas substâncias foi testada em ratos diabéticos com aloxano. A diabetes induzida por aloxano em ratos foi induzida pela administração de uma dose de 1,5 ml de suspensões (1) e (2) por 100 g de peso corporal durante um período de 30 dias. O tratamento de ratos diabéticos com estes compostos resultou numa melhoria acentuada dos diferentes resultados bioquímicos, ou seja o nível de glucose sérica (altamente significativo, de 330 ± 5,5 mg/dL para 140 ± 1,2 mg/dL) tratado com (1); as funções hepáticas desenvolveram-se acentuadamente tanto pelos níveis de AST como de ALT, (reduzidos significativamente de 68,3 ± 4,8 m/L para 54 ± 5,5 m/L e de 61,0 ± 3,6 m/L para 40,1 ± 3,6 m/L, respetivamente) tratados com (2), acompanhados de uma ligeira diminuição dos níveis de colesterol e triglicéridos com (1) ou (2). Foi observada uma diminuição do nível de TBARS no sangue total quando tratado com (1) ou (2), enquanto os níveis de glutationa peroxidase e superóxido dismutase aumentaram no fígado.

Monday e Uzoma (2013) estudaram que a administração oral diária do extrato metanólico do tubérculo de *Icacina trichantha* em ratos diabéticos induzidos por aloxana (200, 400 e 600 mg/kg de peso corporal) e glibenclamida (2 mg/kg) mostraram efeitos benéficos sobre o nível de glucose no sangue ($P<0,01$), bem como melhoraram as funções hepáticas e renais e a hiperlipidemia devida à diabetes.

Khandelwal *et al.* (2015) analisaram que o extrato aquoso de folhas de *Anthocephalus cadamba* em doses de 125 mg/kg, 250 mg/kg e 500 mg/kg de peso corporal foi administrado a diferentes grupos de ratos. Os níveis de hemoglobina (Hb), volume de células compactadas (PCV), glóbulos vermelhos (RBC) e glóbulos brancos aumentaram significativamente ($p<.05$) após o tratamento com diferentes doses de extrato de folhas. Os ratos albinos Wistar foram alimentados com diferentes doses de extrato de folhas, no entanto, não se verificaram diferenças apreciáveis nos níveis de albumina, ureia, creatinina e bilirrubina em relação ao grupo de controlo. O extrato aquoso de folhas em várias doses diminuiu consideravelmente os níveis de glicose, colesterol total, alanina aminotransferase (ALT) e aspartato aminotransferase (AST) ($p<.05$ e.01). De acordo com a dose administrada, os níveis sanguíneos de glucose, colesterol total, ALT e AST diminuem.

Madhuri e Mohanvelu (2017) mencionaram que uma dose de 250 mg/kg de um extrato de etanol a 50% de folhas de *Mangifera indica* (MI) produziu um efeito hipoglicémico significativo tanto em ratos normais como em ratos diabéticos induzidos por estreptozotocina. Considerou-se que um dos mecanismos de ação incluía a estimulação das células beta para produzirem insulina. O extrato de folhas de MI também exibiu um efeito antidiabético em hiperglicemia induzida por glicose normoglicémica e em ratos diabéticos induzidos por estreptozotocina. Em ratos diabéticos induzidos por aloxana, o extrato aquoso de IM (400 mg/kg) foi relatado como tendo reduzido os níveis de glicose, colesterol e triglicéridos sem ter quaisquer efeitos deletérios no fígado, uma vez que os marcadores bioquímicos de danos no fígado, AST, ALP e ALT, foram observados em concentrações mais baixas.

Dongare *et al.* (2019) concluíram que o extrato hidroetanólico de folhas de *Catharanthus roseus* a uma dose de 400 mg/kg seguida de 200 mg/kg resultou numa redução dos níveis de glicose no sangue em ratos diabéticos induzidos por estreptozotocina. Isto sugere que o extrato hidroetanólico da folha de *Catharanthus roseus* tem propriedades antidiabéticas. Os ratos com diabetes induzida por estreptozotocina alteraram os parâmetros hematológicos (Hb & PCV) e os pesos corporais, que voltaram ao normal após o tratamento com *Catharanthus roseus*.

Munira *et al.* (2020) revelaram que o extrato de flores de *Neolamarckia cadamba* (NCFE) foi administrado por via oral durante duas semanas (mas não em combinação com metformina), e o nível de glicose no sangue foi o que mais se reduziu. No grupo diabético, o NCFE a 500 mg/kg mostrou uma redução de 60,2% (p 0,05) na glucose sanguínea, o que é comparável ao efeito da metformina padrão (68,4%). Foi também observado um aumento do peso corporal nos grupos de teste, sugerindo uma melhoria global da saúde dos ratos diabéticos.

2.10Hematologia na diabetes

Oyedemi ***et al.*** **(2011)** estudaram que o extrato aquoso da casca do caule de *Afzelia africana* (*A. africana*) em ratos diabéticos induzidos por estreptozotocina, mostrou uma diminuição significativa nos níveis de RBC, Hb, PCV, e MCH, MCV, RCDW, e MCHC observados nos animais diabéticos foi drasticamente aumentado para um nível próximo do normal, bem como o grupo tratado com glibenclamida após a administração do extrato, especialmente na dose de 200 mg/kg de peso corporal.

Sunmonu e Afolayan (2013) revelaram que todos os parâmetros hematológicos nos ratos diabéticos apresentaram níveis consideravelmente reduzidos ($P<0{,}05$), com exceção da contagem de glóbulos brancos e linfócitos, que apresentaram níveis significativamente elevados. No entanto, 15 dias de administração oral do extrato aquoso de *A. afra* a ratos diabéticos fizeram com que todos os parâmetros hematológicos voltassem ao normal, com exceção das plaquetas e dos neutrófilos, que estavam acentuadamente elevados, mas não aos níveis de controlo.

Asante ***et al.*** **(2016)** revelaram uma diminuição em vários parâmetros hematológicos, especialmente na contagem de hemácias, neutrófilos e monócitos no grupo de controlo negativo. Foi relatado que a ingestão de compostos medicinais ou fármacos pode alterar a gama normal de parâmetros hematológicos e pode ser devida à inibição da hematopoiese ou a um aumento da destruição de hemácias pela ação da STZ. Embora as alterações nos outros parâmetros (Hb, HCT, MCV, MCH, MCHC e linfócitos) tenham sido subtis, o tratamento dos ratos diabéticos com doses respectivas de 10, 30 e 300 mg/kg de extrato etanólico de folhas jovens (YL) e folhas velhas (OL) de *Vernonia amygdalina*, juntamente com 10 mg/kg de glibenclamida, levou os parâmetros a valores quase normais em comparação com o grupo de controlo normal. A maior parte dos parâmetros hematológicos, tanto do extrato velho como do extrato jovem de *Vernonia amygdalina*, teve um efeito semelhante, mas com a dose de 30 mg/kg de YL a demonstrar um efeito melhorador elevado, em comparação com as outras doses.

Kapuriya ***et al.*** **(2018)** estudaram que os ratos de controlo diabético exibiram uma diminuição significativa na Hb, RBC e PCV (14,85 0,39 g/dl, 6,67 0,20 106/p.l e 31,85± 2,21%, respetivamente) em comparação com os ratos de controlo do veículo (16.52 ±0,66 g/dl, 8,14 0,35 106/p.l, e 42,25 ±1,57%, respetivamente), no entanto, um aumento significativo na CPT (12,03± 0,39 103/p.l) em comparação com os ratos de controlo do veículo (8,95±0,29 103/p.l). Enquanto a administração oral diária de extractos aquosos de *L. usitatissimum* em doses de 100, 200 e 400 mg/kg de peso corporal durante 28 dias mostrou aumentos significativos em Hb, PCV, e também aumentos significativos na contagem de RBC na dose de 200 mg/kg e 400 mg/kg de peso corporal de ratos tratados com extrato, enquanto uma diminuição significativa na TLC dentro do intervalo fisiológico normal em ratos tratados com extrato em dose mais elevada (400 mg/kg) em comparação com os ratos de controlo diabéticos.

Chaudhary ***et al.*** **(2019)** relataram que foi observada uma redução significativa nos níveis de RBC e Hb em roedores diabetogénicos induzidos por estreptozotocina (STZ), enquanto os níveis de WBC, linfócitos, neutrófilos, eosinófilos e monócitos foram inflacionados. O extrato etanólico do fruto de *Cordia sebestena* (EECSF) em roedores diabetogénicos induzidos por estreptozotocina (STZ) a 200 mg/kg elevou significativamente os níveis de RBC e Hb para o intervalo aproximadamente normal e os níveis elevados de leucócitos, linfócitos, neutrófilos, eosinófilos e monócitos foram significativamente reduzidos e mantidos a níveis quase normais.

Nwaogwugwu (2020) observou que, quando os grupos de tratamento e o grupo negativo foram comparados com o grupo de controlo normal, os resultados revelaram uma diferença significativa (P<0,05) nas concentrações de RBC, PCV, HB, PLT e MCH. Além disso, quando comparados com o grupo de controlo e o grupo negativo, verificou-se uma diferença significativa na hemoglobina glicosilada dos grupos tratados. Este estudo demonstrou que o extrato aquoso do caule do tubérculo de *Colocasia esculenta* aumenta significativamente o peso corporal, o que pode desempenhar um papel na melhoria das condições para uma possível perda de peso após uma diabetes complicada. Além disso, o extrato aquoso *do caule do* tubérculo *de Colocasia esculenta* diminuiu o açúcar no sangue e alguns parâmetros hematológicos em ratos diabéticos induzidos por aloxana, mostrando um controlo e uma gestão eficazes da diabetes.

2.11 Alterações histopatológicas na diabetes

As fotomicrografias de **Nagappa *et al.* (2003)** mostraram ácinos normais e uma população celular normal nos ilhéus de Langerhans no pâncreas de ratos tratados com veículos. A Glibenclamida também demonstrou danos extensos nos ilhéus de Langerhans e dimensões reduzidas dos ilhéus, bem como o restabelecimento do tamanho normal da população celular dos ilhéus com hiperplasia. O restabelecimento parcial da população celular normal e o aumento do tamanho das células B com hiperplasia foram demonstrados pelo metanol e pelo extrato aquoso, mas não pelo extrato de éter de petróleo de *Terminalia catappa* Linn.

Azadbakht *et al.*, (2010) efectuaram um exame histológico que demonstrou que *a Diospyros lotus* L. na inflamação parenquimatosa e portal e os linfócitos também tinham sido substituídos por alguns eosinófilos no fígado. Estes resultados sugerem que o produto de *D. lotus* L. pode fornecer uma nova via terapêutica contra a diabetes e as complicações relacionadas com a diabetes - um fardo global.

Os estudos histopatológicos de **Meenakshi *et al.* (2010)** revelaram alterações consideráveis no fígado e no pâncreas de ratos diabéticos induzidos por aloxana, tais como necrose e degeneração. Observou-se também que estas anomalias histológicas foram normalizadas após o tratamento com o extrato de *Zaleya decandra*. Em ratos diabéticos, a eficácia do extrato de raiz demonstrou ser equivalente à do medicamento hipoglicémico convencional glibenclamida (1,25 mg/kg de peso corporal/dia, por via oral).

Alam *et al.*, (2011) estudaram a análise histopatológica do fígado e revelaram que o grupo de controlo tinha uma arquitetura normal dos hepatócitos, o grupo de controlo da Diabetes tinha degeneração gordurosa e balonismo dos hepatócitos, o grupo tratado com Glibenclamida também apresentava deposição de gordura e o grupo tratado com *Anthocephalus cadamba* (200 mg/kg) tinha alguma degeneração gordurosa, mas uma arquitetura relativamente normal, enquanto o grupo tratado com *Anthocephalus cadamba* (400 mg/kg) tinha uma arquitetura relativamente normal dos hepatócitos.

O exame histopatológico de **Monday e Uzoma (2013)** revelou que as ilhotas de Langerhans estavam distribuídas de forma desigual pelo tecido pancreático no grupo normal. Também se encontravam frequentemente distribuídas de forma abundante e apareciam numa variedade de tamanhos no lóbulo são do pâncreas. As células acinares fortemente coradas estavam dispostas em lóbulos com núcleos proeminentes. As células dos ilhéus estavam visivelmente incorporadas nas células acinares e rodeadas por uma cápsula fina, e os ilhéus pancreáticos dos ratos de controlo diabéticos apresentavam uma redução considerável do tamanho e da quantidade de células acinares que rodeavam os ilhéus, embora parecessem estar em proporção normal. O grupo tratado com 600 mg/kg de peso corporal de extrato mostrou uma melhor restauração das células beta em comparação com 200 mg/kg e 400 mg/kg de peso corporal de extrato de tubérculo de *Icacina trichantha.*

Rathor ***et al.*** **(2013)** realizaram o exame histológico e mostraram que no grupo de controlo diabético (induzido por Alloxan a 120 mg/kg i.p) as ilhotas com infiltração de gordura estavam danificadas e eram atróficas com acne, no grupo tratado com padrão (Glibenclamida @ 5mg/kg i.p) as ilhotas eram pequenas, no grupo tratado com extrato hidroalcoólico de flores *de Ecbolium ligustrinum* (H.A.E.@ 300mg/kg por via oral), as ilhotas do grupo tratado apresentam uma estrutura normal e intacta com o seu núcleo e no extrato clorofórmico de flores de *Ecbolium ligustrinum* (C.E @ 200 mg/kg por via oral), as ilhotas com uma forma redonda e alongada normal foram observadas no pâncreas. No fígado diabético (Alloxan @ 120mg/kg de peso corporal), foram observados núcleos encolhidos, citoplasma granular e sinusóides diluídos. No fígado tratado com Glibenclamida (5mg/kg de peso corporal), observaram-se hepatócitos normais e veias centrais dilatadas. Observam-se áreas focais de necrose e os hepatócitos estão normais no fígado tratado com H.A.E. (300mg/kg de peso corporal) e a coleção de células redondas perivasculares (PVRCC) e a infiltração do trato portal com linfócitos estão normais. Observam-se ocasionalmente veias centrais dilatadas, juntamente com áreas focais ocasionais de necrose.

Asante ***et al.*** **(2016)** estudaram que a secção histológica do pâncreas do grupo de controlo normal mostra a arquitetura histológica normal do pâncreas com elevada celularidade do ilhéu de Langerhans. A secção dos ratos experimentais de controlo diabético mostra uma celularidade altamente reduzida e uma degranulação citoplasmática, acompanhada de inchaço hidrópico e vacuolações, com as poucas células presentes, esparsamente dispostas. A perda de células, maioritariamente da porção média dos ilhéus endócrinos de Langerhans, mostra assim uma degenerescência localizada de células no centro, onde as células dos ilhéus estão mais concentradas. Os ratos de controlo positivo tratados com glibenclamida também manifestaram uma restauração completa do ilhéu de Langerhans. A secção histológica de ratos tratados com 10 mg/kg de extractos etanólicos de folhas de *Vernonia amygdalina* jovens (YL) mostra uma redução de células na porção média dos ilhéus de Langerhans, o que revela evidências de pouca regeneração, com células de ilhéus periféricas regularmente dispostas, semelhante a animais tratados com 10 mg/kg de extractos etanólicos de folhas de *Vernonia amygdalina* velhas (OL), com os últimos a mostrarem sinais de atrofia dos ilhéus. Além disso, nos ratos tratados com 30 mg/kg de YL, o ilhéu tem um número aumentado de células em comparação com o controlo normal, mas é menos compacto. (30 mg/kg OL) revela sinais de regeneração, mas a celularidade é menos pronunciada em comparação com a dose de 30 mg/kg. (300 mg/kg de YL) mostra sinais de regeneração das células do ilhéu, com a secção de (300 mg/kg de OL) a manifestar sinais de regeneração completa das células do ilhéu. 30 mg/kg de YL, 300 mg/kg de YL e 300 mg/kg de OL, juntamente com o grupo de controlo positivo, revelaram uma elevada capacidade de regeneração das ilhotas. Observou-se que as capacidades de regeneração dos extractos eram variáveis, em relação ao grau direto de danos e aos efeitos residuais dos danos nos hepatócitos do fígado, nos ilhéus do pâncreas e nas células linforeticulares do baço.

3 MATERIAL E MÉTODOS

O presente estudo foi planeado para investigar o efeito do extrato metanólico da casca do caule de *Neolamarckia cadamba* em ratos Wistar diabéticos induzidos por estreptozotocina. O trabalho proposto foi efectuado no Departamento de Farmacologia e Toxicologia Veterinárias em colaboração com o Departamento de Patologia Veterinária e o Complexo Clínico Veterinário (CCV), Faculdade de Veterinária de Nagpur, Nagpur. Para estudar os objectivos supramencionados, a casca de *Neolamarckia cadamba* foi recolhida e extraída, juntamente com a análise qualitativa do extrato da casca para detetar a presença de vários fitoquímicos e a análise pormenorizada utilizando a técnica de cromatografia gasosa e espetrometria de massa (CG-EM) do extrato, seguida da indução de diabetes em ratos Wistar. Os níveis de glucose no sangue foram registados utilizando um glucómetro digital. Foram efectuados estudos hematológicos, bioquímicos e histopatológicos e foram feitos estudos comparativos, interpretações e conclusões de acordo com a observação.

3.1 Animais de laboratório:

De acordo com as directrizes do Committee for the Purpose of Control and Supervision of Experiments in Animals (CPCSEA), Ministério da Justiça Social e do Empoderamento, Governo da Índia, o protocolo experimental foi devidamente aprovado (241/GO/ReBi/S/2000/CPCSEA)1st agosto de 2000 e o número de aprovação do projecto da IAEC foi NVC/IAEC/11/2022. Os ratos Wistar saudáveis foram adquiridos no Centro de Criação de Animais de Laboratório reconhecido pela CPCSEA e tinham 150-200g.

3.2 Alojamento:

Todos os ratos foram criados em condições de gestão normalizadas, de acordo com as normas da CPCSEA. Todos os animais foram alojados em gaiolas de polipropileno (34cm x47cm x18cm) bem ventiladas, com 148,3- 187,0 cm^2 de área de chão/animal e forradas com casca de arroz esterilizada como material de cama. A densidade populacional foi de 3 animais por gaiola. Os animais foram criados em condições ambientais normais (temperatura - 22 ± 3° C e humidade relativa - 45-55 %), com um ciclo de 12 horas de escuridão e 12 horas de luz. Os animais foram submetidos a um período de aclimatação de 7 dias antes do início do estudo. Todos os animais experimentais envolvidos neste estudo foram devidamente marcados para permitir uma identificação individual fácil para o registo de dados.

3.3 Alimentação:

Os animais foram alimentados *ad lib com* ração peletizada comercialmente disponível, equilibrada e padrão, contendo 17-22% de PC, 3-6% de gordura, 55-65% de hidratos de carbono e 2,8-3,2 Kcal/g de energia metabolizável, que foi adquirida à Nutrivet Life Sciences, Pune. A água potável purificada foi fornecida ad-lib aos animais durante toda a experiência. A alimentação e o abeberamento foram efectuados todos os dias de manhã. As garrafas de água foram lavadas com detergente e enxaguadas com água quente (82,2° C/ 180° F) pelo menos duas vezes por semana durante toda a experiência.

3.4 Material da roupa de cama:

A casca de arroz seca esterilizada foi utilizada como material de cama para os animais experimentais. O material de cama foi mudado em dias alternados, a fim de manter as condições de higiene nas gaiolas e evitar a acumulação desnecessária de amoníaco no microambiente dos animais.

3.5 Drogas e produtos químicos:

- EstreptozotocinaN-(Metilnitrosocarbamoil)-a-D-glucosamina (Estreptozotocina, Ref.

CMS1758-250MG, HiMedia Laboratories Pvt. Ltd., Mumbai, Índia)

- Metformina (comprimidos de cloridrato de metformina IP500 MG, USV Private Limited Himachal Pradesh, Índia)
- Éter de petróleo $60\text{-}80^0$ C AR (Loba Chemie Pvt. Ltd.,107, Mumbai, Índia)
- Metanol, Hi-AR^{TM} (HiMedia Laboratories Pvt. Ltd. Thane, Índia)

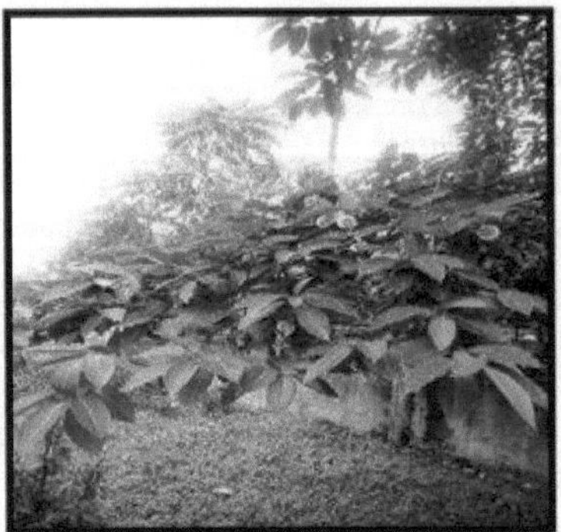
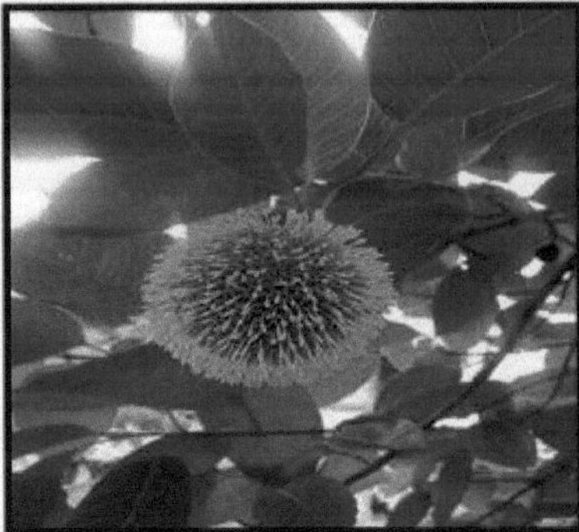

Foto 3.1: Imagem da planta *Neolamarckia cadamba*.

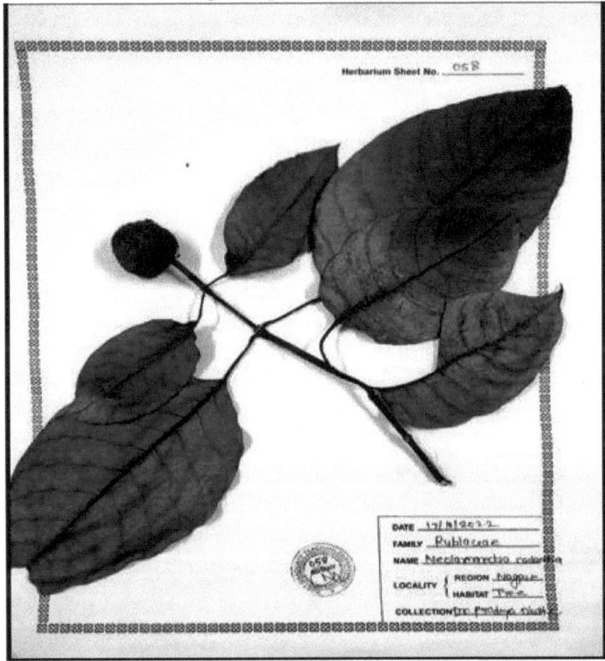

Foto 3.2: Imagem mostrando a folha de herbário autenticada de *Neolamarckia cadamba*

Todos os outros produtos químicos e consumíveis necessários foram adquiridos a fabricantes e fornecedores de renome.

3.6 Recolha e autenticação de material vegetal:

As cascas frescas do caule da planta *Neolamarckia cadamba* foram seleccionadas para a experiência e adquiridas nas instalações da casa do Dr. Poharkar, seminary hills Nagpur. A planta foi identificada e devidamente autenticada pelo botânico especialista do Departamento de Botânica da Universidade Rashtrasant Tukdoji Maharaj Nagpur, Nagpur. O número do espécime da folha de herbário autenticada e um espécime de prova (espécime n.º **058**) foram depositados no respetivo departamento para referência e registos futuros.

3.7 Preparação do extrato metanólico:

As cascas do caule recolhidas foram devidamente lavadas e secas no galpão em condições higiénicas. O pó das cascas do caule da planta *Neolamarckia cadamba* foi primeiro desengordurado com éter de petróleo no aparelho de Soxhlet. O material foi seco ao ar, pesado e depois extraído com metanol no aparelho de Soxhlet (**Gurjar *et al.*, 2010**). O extrato foi recolhido num prato limpo e esterilizado e seco num banho de água a 60°C e armazenado num exsicador hermético para utilização posterior.

A capacidade de extração do extrato foi determinada pela seguinte fórmula

$$\% \text{ Extractability} = \frac{\text{Weight of extract (gm)}}{\text{Weight of powder used (gm)}} \times 100$$

Peso do extrato (gm)

% de capacidade de extração 6

Peso do pó utilizado (gm)

3.8 Análise fitoquímica para estimativa qualitativa dos princípios activos:

O extrato metanólico da casca de *Neolamarckia cadamba* foi submetido a uma análise fitoquímica qualitativa preliminar para detetar a presença ou ausência de vários fitoconstituintes, de acordo com o método descrito por **Raaman (2006).**

3.8.1 Teste para alcalóides:

50 mg do extrato metanólico de *Neolamarckia cadamba,* isento de solventes, foram agitados com alguns ml de ácido clorídrico diluído e filtrados. ácido clorídrico diluído e filtrado. O filtrado foi testado cuidadosamente com vários reagentes alcaloidais, utilizando os seguintes testes.

(A) Teste de Mayer:

Reagente de Mayer: O reagente de Mayer foi preparado dissolvendo cloreto de mercúrio (1,358 g) em 60 ml de água e iodeto de potássio (5,0 g) dissolvido em 10 ml de água. As duas soluções foram misturadas e completadas com água até 100 ml.

Adicionaram-se 1-2 ml de filtrado e 2-3 gotas de reagente de Mayer ao lado do tubo de ensaio. A formação de um precipitado branco ou cremoso foi considerada um teste positivo.

(B) O teste de Wagner:

Reagente de Wagner: Dissolver o iodo (1,27 g) e o iodeto de potássio (2 g) em 5 ml de água destilada e completar o volume com água destilada até 100 ml.

O teste foi efectuado adicionando algumas gotas do reagente de Wagner a 1-2 ml do filtrado pelas paredes do tubo de ensaio. A presença de um precipitado floculento castanho confirma que o teste é positivo para alcalóides.

(C) Teste de Hager:

Reagente de Hager: Para o reagente de Hager, preparou-se uma solução aquosa saturada de ácido pícrico.

Colocam-se 1-2 ml do filtrado num tubo de ensaio e adicionam-se 1 ou 2 ml de reagente de Hager. Um precipitado amarelo proeminente indica que o teste é positivo.

(D) Teste de Dragendorff:

Reagente de Dragendorff: Foi preparado misturando a solução A (carbonato de bismuto 17 g + 200 g de ácido tartárico + 800 ml de água destilada) e a solução B (160 g de iodeto de potássio + 400 ml de água destilada) na proporção de 1:1 (V/V).

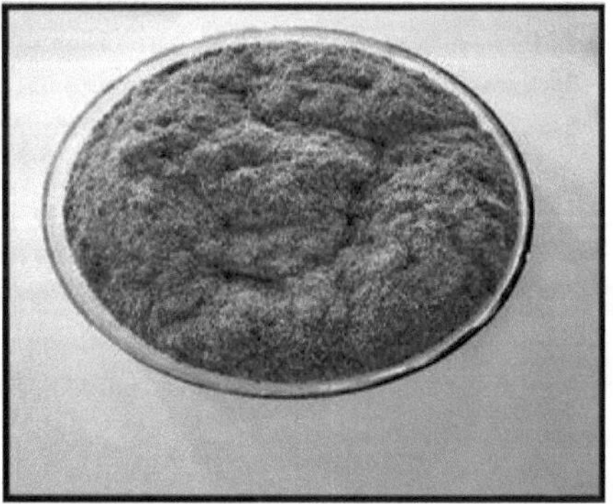

Foto 3.3: Imagem mostrando o pó seco da casca do caule de *Neolamarckia cadamba*.

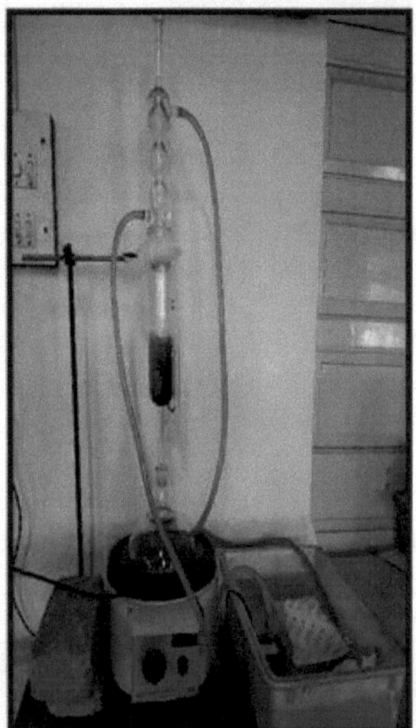

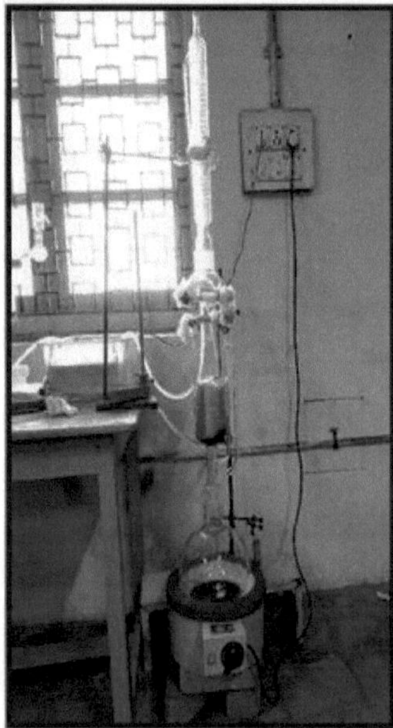

Foro 3.4: Imagem mostrando a extração da casca do caule de *Neolamarckia cadamba* no aparelho de Soxhlet.

A 1-2 ml de filtrado, adicionou-se 1-2 ml de reagente de Dragendorff. Um precipitado amarelo proeminente indica que o teste é positivo.

3.8.2 Teste de hidratos de carbono:

Dissolveu-se 100 mg do extrato metanólico de *Neolamarckia cadamba* em 5 ml de água e filtrou-se. O filtrado foi submetido aos seguintes testes.

(A) Teste de Fehling:

Reagentes de Fehling:

Solução de Fehling A- Dissolveu-se sulfato de cobre (34,66 g) em água destilada e completou-se o volume para 500 ml.

Solução de Fehling B - Dissolvem-se em água o tartarato de sódio e potássio (173 g) e o hidróxido de sódio (50 g) e perfaz-se o volume até 500 ml.

Colocou-se cerca de 1 ml de filtrado num tubo de ensaio e adicionou-se 1 ml da solução de Fehling A e da solução de Fehling B e misturou-se bem por agitação. O tubo de ensaio foi aquecido num banho de água durante 2 minutos. O aparecimento de um precipitado vermelho indica um teste positivo.

(B) O teste de Benedict:

Reagente de Benedict: Citrato de sódio (173 g) e carbonato de sódio (100 g) em 800 ml de água destilada e fervidos até ficarem límpidos. De seguida, adiciona-se sulfato de cobre (17,3 g) dissolvido em 100 ml de água destilada.

A 0,5 ml de filtrado, adicionou-se 0,5 ml de reagente de Benedict. A mistura foi então aquecida num banho de água a ferver durante 2 minutos. Um precipitado de cor caraterística indica que o teste é positivo para hidratos de carbono.

3.8.3 Teste de glicosídeos:

Dissolveram-se 50 mg do extrato metanólico de *Neolamarckia cadamba* em ácido clorídrico concentrado durante 2 horas no banho-maria, filtrou-se este hidrolisado e utilizou-se o filtrado para os ensaios seguintes.

Teste de legalidade:

Os 50 mg de extrato foram dissolvidos em piridina. Em seguida, adicionou-se a solução de nitroprussiato de sódio e alcalinizou-se com hidróxido de sódio a 10%. A presença de glicosídeo desenvolve uma cor rosa.

3.8.4 Teste de saponinas:

Os 50 mg do extrato metanólico de *Neolamarckia cadamba* foram diluídos com água destilada e completados até 20 ml. A suspensão foi agitada numa proveta graduada durante 15 minutos. Uma camada de espuma de 2 cm indica a presença de saponinas.

3.8.5 Teste para proteínas e aminoácidos:

Dissolveram-se 100 mg do extrato metanólico de *Neolamarckia cadamba* em 10 ml de água destilada e filtrou-se através de papel de filtro Whatman n.º 1, tendo o filtrado sido submetido aos seguintes testes para deteção de proteínas e aminoácidos.

(A) Teste de Biureto:

Colocou-se 1 ml de filtrado no tubo de ensaio e adicionou-se uma solução de hidróxido de sódio a 1%, seguida de uma gota de solução de sulfato de cobre a 1%. O desenvolvimento de cor rosa violeta indica que o teste é positivo para proteínas.

(B) Ensaio com ninidrina:

Solução de ninidrina: Cerca de 10 mg de ninidrina em 200 ml de acetona.

Adicionaram-se algumas gotas de solução de ninidrina a 2 ml de filtrado aquoso. Uma cor púrpura caraterística indica a presença de aminoácidos.

(C) Teste de xantoproteína:

Tomou-se 50 mg do extrato metanólico de *Neolamarckia cadamba* em 2 ml de água e adicionou-se 0,5 ml de ácido nítrico concentrado. O aparecimento de um precipitado branco ou amarelo indica a presença de proteínas.

3.8.6 Ensaio dos fitoesteróis:

(A) Teste de Salkowski:

Tomou-se 50-60 mg do extrato metanólico de *Neolamarckia cadamba* em 2 ml de clorofórmio e adicionou-se 1-2 ml de ácido sulfúrico ao longo dos lados do tubo de ensaio e agitou-se o tubo. O desenvolvimento de cor vermelha na camada de clorofórmio e a fluorescência amarelo-esverdeada na camada inferior indicam que o teste é positivo para a presença de esteróis.

3.8.7 <u>Teste para deteção de compostos fenólicos e taninos:</u>

(A) Ensaio de cloreto férrico:

Cerca de 50 mg do extrato metanólico de *Neolamarckia cadamba* foram dissolvidos em 5 ml de água destilada. Foram adicionadas algumas gotas de solução neutra de cloreto férrico a 5%. A formação de uma cor verde escura indica a presença de compostos fenólicos.

(B) Ensaio com acetato de chumbo:

Dissolveram-se 50 mg do extrato metanólico da casca de *Neolamarckia cadamba* em água destilada e adicionaram-se 3 ml de solução de acetato de chumbo a 10%. A presença de um precipitado branco volumoso indica a presença de compostos fenólicos.

3.8.8 Teste para deteção de goma e mucilagem:

Dissolveram-se 100 mg de extrato metanólico de *Neolamarckia cadamba* em 10 ml de água destilada e adicionaram-se 25 ml de álcool absoluto com agitação constante. O precipitado branco ou turvo indica a presença de goma e mucilagem.

3.8.9 <u>Pesquisa de flavonóides:</u>

Um extrato metanólico de 50-60 mg de *Neolamarckia cadamba* foi dissolvido em 5 ml de etanol a 95% e tratado com 2-3 gotas de ácido clorídrico conc. e 0,5 gm de magnésio metálico. O desenvolvimento de cor-de-rosa ou vermelha indicou a presença de flavonóides.

3.8.10 <u>Ensaio de resinas:</u>

Dissolveram-se 50-60 mg do extrato metanólico de *Neolamarckia cadamba* em 1-2 ml de álcool. A estes 2-3, foram adicionadas gotas de água. O aparecimento de turvação confirma o teste positivo para a presença de resinas.

3.8.11 <u>Ensaio de deteção de antraquinonas:</u>

Teste da Bontrager:

Cerca de 50 mg do extrato foram fervidos durante alguns minutos com 5 ml de ácido sulfúrico a 10% e filtrados imediatamente. O filtrado foi arrefecido e agitado com benzeno. A camada de benzeno foi separada e agitada com metade do seu volume de amoníaco a 10%. A camada amoniacal, que adquire uma cor rosa, indica a presença de antraquinonas.

3.9 Estimativa quantitativa (análise GC-MS) do extrato metanólico de *Neolamarckia cadamba:*

A análise GC-MS do extrato metanólico da casca do caule de *Neolamarckia cadamba* foi realizada utilizando 7890 A GC com 5975C com um detetor de eixo triplo. A coluna capilar foi Agilent DB-5MS (30 m 0,250 mm de diâmetro 0,25 gm de espessura) composta por 5% de fenilmetilsilox. A temperatura inicial do forno foi de 50 °C durante 10 minutos, tendo sido aumentada à taxa de 10 °C/min até 250 °C durante 5 minutos e depois à taxa de 20 °C/min até 300 °C e mantida durante 16 minutos. A temperatura de injeção foi mantida a 270 °C. O volume do injetor foi de 2 til. O gás hélio foi utilizado como transportador com um caudal constante de 1 ml/min com um rácio de divisão de 5:1. Os compostos foram identificados em termos de valores RT e espectros de massa com os obtidos na biblioteca de pesquisa NIST. Os compostos obtidos foram pesquisados para obter informações pormenorizadas (**Gupta *et*** *al.*, 2013).

3.10Indução da diabetes e estimativa da glucose:

A atividade antidiabética do extrato metanólico da casca do caule de *Neolamarckia cadamba* foi realizada utilizando hiperglicemia induzida por estreptozotocina. Os ratos foram jejuados durante 12 horas antes da injeção de STZ e a STZ foi administrada com uma dose única de injeção intraperitoneal @40 mg/kg de peso corporal. A hiperglicemia foi confirmada com a ajuda de um glucómetro digital comercial após 72 horas de injeção de estreptozotocina e os ratos com níveis de glucose no sangue superiores a 250 mg/dl foram utilizados para a experiência.

3.11Conceção experimental:

Os ratos serão divididos em 5 grupos T1, T2, T3, T4 e T5, cada grupo compreendendo 10 ratos com uma proporção igual de sexo (J e $). O grupo TI, composto por 10 ratos não diabéticos envolvidos no projeto como grupo de controlo normal, recebeu simplesmente 1 ml de água destilada. O grupo T2 recebeu estreptozotocina @40 mg /Kg de peso corporal i.p. O grupo T3 recebeu metformina @100 mg/kg e foi utilizado como medicamento de referência padrão.

T4 e T5 foram tratados com *Neolamarckia cadamba* @ 300 mg, 500 mg/kg de peso corporal, respetivamente. Foi proposto um período de tratamento de 28 dias para o estudo, que foi concebido como se mostra no quadro seguinte:

3.1 Desenho experimental da atividade antidiabética em ratos Wistar diabéticos.

Sr. Não.	Grupos	N.º de ratos	Tratamento	Via de administração	Duração do tratamento (dias)
1.	T1	10	Controlo normal	Solução salina normal	28
2.	T2	10	Estreptozotocina	Oral	Dose única
3.	T3	10	Estreptozotocina + Metformina @100 mg/kg de peso corporal.	Oral	28
4.	T4	10	Estreptozotocina + extrato metanólico da casca do caule de *Neolamarckia cadamba* @ 300 mg/Kg bwt.	Oral	28
5.	T5	10	Estreptozotocina + extrato metanólico da casca do caule de *Neolamarckia cadamba* @500 mg/Kg bwt.	Oral	28

 # Aos grupos T2, T3, T4 e T5 será administrada estreptozotocina a 40 mg/kg de peso vivo por via intrapcritoneal.

Estimativa da glicose: O nível de glicose no sangue foi medido nos dias 0th ,14th , e 28th utilizando um glucómetro disponível no mercado com tiras de estimativa da glicose.

3.12Estimativa bioquímica:

O sangue foi recolhido para separar o soro nos dias 0th , $14^{th,}$ e 28th para efetuar a estimativa bioquímica utilizando o Autoanalyzer com kits de reagentes comerciais. Foram observados os seguintes parâmetros

- Glicose no sangue sérico
- S erum total cho lestero l

- Proteínas totais no soro
- AST e ALT séricas
- Azoto ureico no sangue

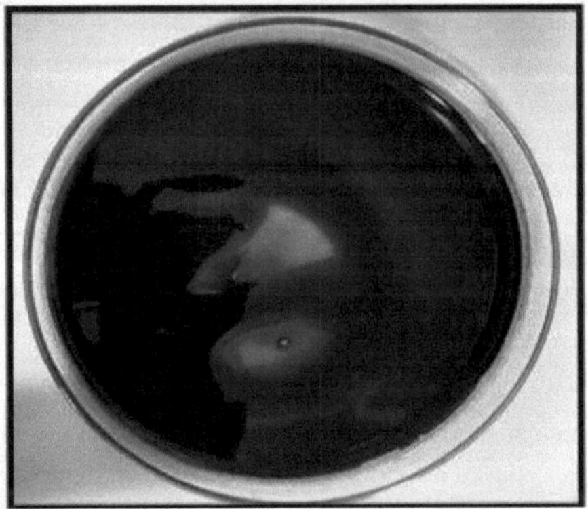

Foto 3.5: Imagem de um extrato metanólico da casca do caule de *Neolamarckia cadamba.*

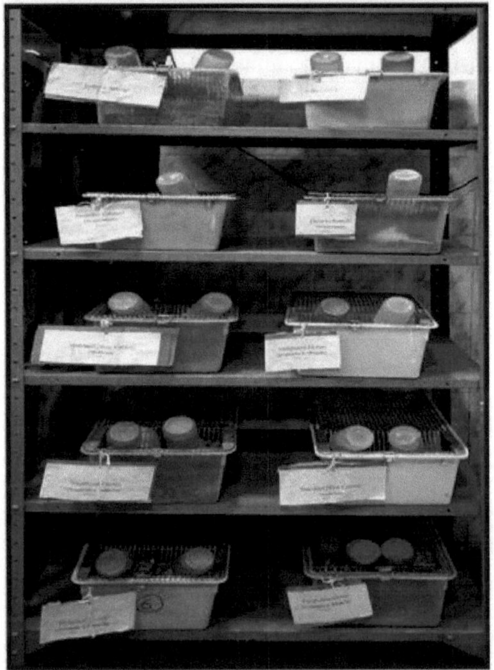

Foto 3.6: Imagem que mostra os diferentes grupos de tratamento experimental dos ratos.

3.13Hematologia:

O sangue colhido num frasco de 2 ml revestido com EDTA a 1% foi utilizado para análise hematológica. As seguintes estimativas foram efectuadas utilizando o CBC Vet Scan HM5 v2.2.

- Hemoglobina (Hb)
- Volume de células compactadas (PCV)

3.17 Histopatologia:

No dia 28th , no final da experiência, após a recolha de sangue, os ratos experimentais foram sacrificados para exame histopatológico. Todos os órgãos foram examinados grosseiramente. Em seguida, o tecido do pâncreas, do fígado e dos rins foi removido para estudos histopatológicos. Os tecidos foram lavados com solução salina normal e conservados em formalina tamponada a 10% imediatamente após a remoção. O tecido fixado foi gradualmente desidratado e embebido em parafina e cortado em secções de 5 *ų* m usando um micrótomo e as secções de tecido foram colocadas na lâmina e foram coradas com Hematoxilina e Eosina usando o protocolo padrão para observar as alterações morfológicas microscópicas ao microscópio.

3.18 Análise estatística:

Os resultados foram analisados através de uma análise de variância (ANOVA) unidirecional e bidirecional. Os dados foram expressos como média ± EPT e o nível de significância foi $P < 0,05$. Os dados gerados serão analisados estatisticamente e os gráficos foram feitos pelo procedimento estatístico padrão WASP 2.0 Software **(Snedecor e Cochran, 1994).**

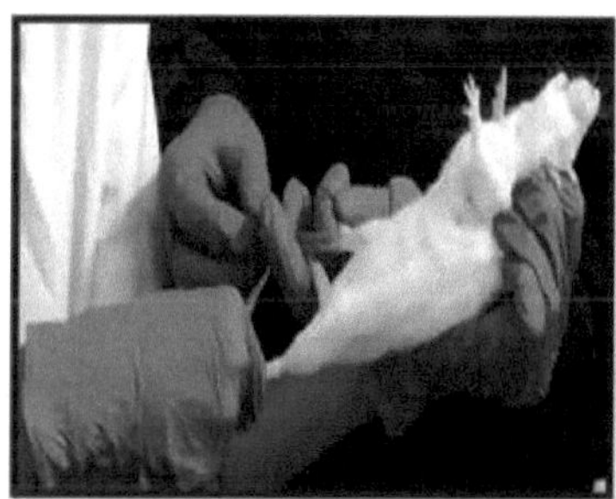

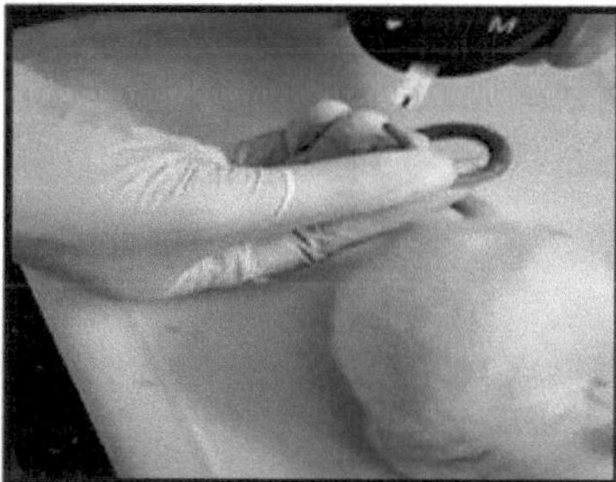

Foto 3.7: Imagem mostrando a administração intraperitoneal de injeção de estreptozotocina.

Foto 3.8: Imagem que mostra o teste do nível de glicose no sangue com um glucómetro digital.

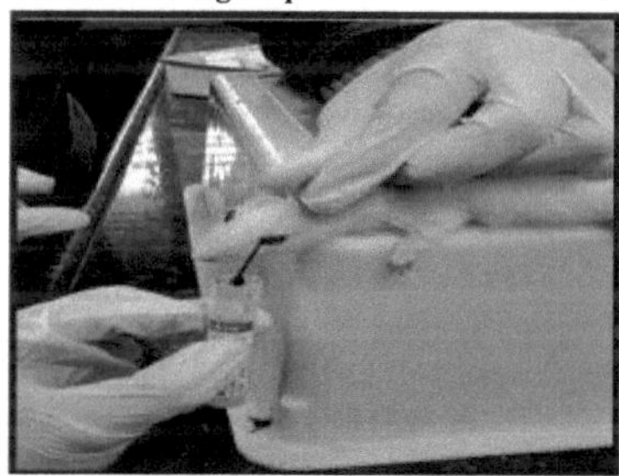

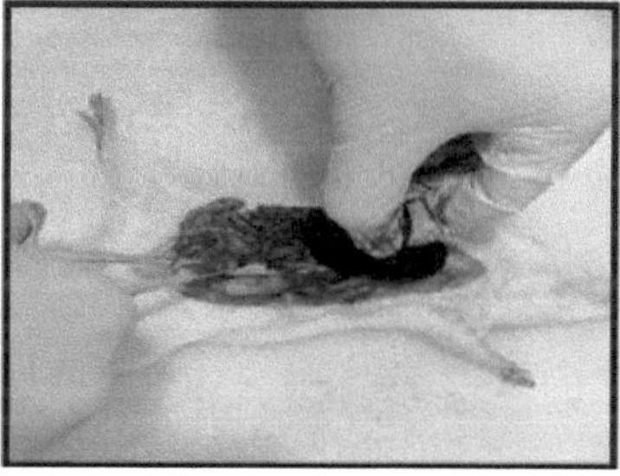

Foto 3.9: Imagem que mostra a recolha de sangue do canto medial do olho de um rato.

Foto 3.10 Imagem mostrando a recolha de órgãos para exame histopatológico do rato sacrificado.

4 RESULTADOS E DISCUSSÃO

O sistema de medicina ayurvédica indiano explora uma gama diversificada de plantas medicinais. *A Neolamarckia cadamba* é uma dessas plantas medicinais que foi registada por várias propriedades medicinais e tem o maior significado terapêutico na Ayurveda. O presente estudo sobre a atividade antidiabética do extrato metanólico da casca do caule de *Neolamarckia cadamba* na diabetes induzida por estreptozotocina em ratos Wistar foi realizado no Departamento de Farmacologia e Toxicologia Veterinárias, Faculdade de Veterinária de Nagpur, Nagpur, durante 28 dias.

O presente estudo inclui informações sobre os efeitos do extrato metanólico da casca do caule de *Neolamarckia cadamba* na diabetes induzida por estreptozotocina em ratos Wistar. O grupo T1, que serviu de controlo normal, recebeu simplesmente solução salina normal p.o. O grupo T2 foi um controlo diabético e injetado com estreptozotocina numa dose de 40mg/kg de peso corporal por via intraperitoneal. O grupo T3 foi tratado com metformina (medicamento padrão de referência) numa dose de 100 mg/kg de peso corporal. Os grupos T4 e T5 foram tratados com extrato metanólico da casca de *Neolamarckia cadamba* a uma dose de 300 e 500 mg/kg de peso corporal, respetivamente. Os vários parâmetros bioquímicos séricos, hematológicos e histopatológicos foram examinados para determinar a eficácia do extrato. Neste capítulo, os resultados dos grupos de tratamento são apresentados e discutidos em comparação com o grupo de controlo diabético induzido por estreptozotocina T2. A análise fitoquímica preliminar e a análise GC-MS do extrato da planta foram utilizadas para apoiar o estudo de investigação e determinar se existiam fitoconstituintes bioactivos que pudessem ter um efeito antidiabético. Os resultados deste estudo em termos de vários parâmetros são apresentados de seguida.

4.1. Percentagens de extractibilidade

A casca fresca do caule da *Neolamarckia cadamba* foi recolhida, limpa, seca, em pó e desengordurada com éter de petróleo e depois utilizada para extração metanólica utilizando o aparelho de Soxhlet. A cor, a consistência e a percentagem de extractibilidade do extrato metanólico foram apresentadas na tabela 4.1. Os resultados de extractibilidade, consistência e cor foram 13,40%, semi-sólido e castanho-amarelado escuro, respetivamente.

A percentagem de extractibilidade do extrato foi comparável com os resultados obtidos por vários estudos. Chandrashekar *et al.* (2010) encontraram um rendimento de extrato de 9,25 % da forma de pó seco da casca do extrato metanólico de *Neolamarckia cadamba* utilizando um aparelho Soxhlet. Gurjar *et al.* (2010) obtiveram 42,8 g de extrato metanólico a 95% da casca de *Neolamarckia cadamba* a partir de 180 g de pó seco, ou seja, a percentagem de extractibilidade foi de 23,7 %. Hass *et al.* (2010) referiram que, utilizando o aparelho de Soxhlet para a extração metanólica da casca de *Neolamarckia cadamba*, o rendimento do extrato foi de 10,54%. Munira *et al.* (2020) verificaram que 39,08 gm de extrato a partir de 300 gm de pó, ou seja, a percentagem de extractibilidade foi de 13,02%. As características físicas e a percentagem de extractibilidade são consistentes com os resultados acima referidos.

4.2. Fitoquímica do extrato

O extrato metanólico da casca do caule de *Neolamarckia cadamba* foi submetido a uma análise fitoquímica qualitativa, com os resultados apresentados na tabela 4.2. O estudo fitoquímico do extrato metanólico da casca do caule revelou a presença de flavonóides, alcalóides, proteínas, aminoácidos, hidratos de carbono, saponinas, fitoesteróis, resinas, taninos, glicosídeos e compostos fenólicos. Em estudos anteriores, Gurjar *et al.* (2010), Dubey *et al.* (2011), Pandey e Negi (2016), Mondal *et al.* (2020) e Yadav *et al.* (2022) também revelaram a presença de fitoconstituintes farmacologicamente activos, como proteínas, aminoácidos, hidratos de carbono, saponinas, fitoesteróis, resinas, flavonóides e alcalóides no extrato da casca do caule de *Neolamarckia cadamba*. Gurjar *et al.* (2010) revelaram que a análise fitoquímica da *Neolamarckia cadamba* indicou a presença de flavonóides, que também foram isolados de outra planta e que aumentam a secreção ou exibem um efeito semelhante ao da insulina.

Tabela 4.1: Percentagem de extractibilidade e características físicas do extrato metanólico da casca do caule de *Neolamarckia cadamba*

Sr.No.	Conteúdo	Extrato metanólico
1	Solvente utilizado	Metanol 70%
2	Quantidade	230g
3	Cor	Castanho-amarelado escuro
4	Consistência	Semi-sólido
5	Extractabilidade	13.40%

Tabela 4.2: Análise fitoquímica qualitativa de um extrato metanólico da casca do caule de *Neolamarckia cadamba*

Sr.No.	Componentes activos	Teste efectuado	Observação	Resultados
1	Flavonóides	Pesquisa de flavonóides	Formação de cor vermelha ou cor-de-rosa	Positivo
2	Fitoesteróis	Teste de Salkowski	Desenvolvimento da cor vermelha na camada de clorofórmio	Positivo
3	Alcalóides	A. Ensaio de arrastamento	Desenvolvimento proeminente da cor amarela	Positivo
		B. Teste de Wagner	Desenvolvimento de precipitação castanho-avermelhada	Positivo
		C. Teste de Mayer	Desenvolvimento de precipitação branca ou cremosa	Positivo
		D. Teste de Hager	Formação de uma precipitação amarela proeminente	Positivo
4	Hidratos de carbono	A. Teste de Benedict	Desenvolvimento da precipitação branca	Positivo
		B. Teste de Fehling	Desenvolvimento da precipitação vermelha	Positivo
5	Proteínas e aminoácidos	A. Xantoproteínas	Formação de precipitação branca	Positivo
		B. Ensaio com ninidrina	Sem formação de cor púrpura	Negativo
		C. Teste de Biureto	Desenvolvimento de cor-de-rosa na	Positivo
			camada metanólica	
6	Saponinas	Ensaio de espuma	Formação de uma camada de espuma	Positivo
7	Glicosídeos	A. Teste jurídico	Formação de cor-de-rosa	Positivo
		B. Teste de Bontrager	Sem formação de cor-de-rosa	Negativo
8	Resinas	Teste de resinas	Evolução da turvação	Positivo
9.	Compostos fenólicos	A. Ensaio com cloreto férrico	Aparecimento de cor verde	Positivo
		B. Ensaio do acetato de chumbo	Desenvolvimento de precipitação branca volumosa	Positivo

10	Goma e mucilagem	Pesquisa de goma e mucilagem	Sem formação de precipitado branco	Negativo
11	Taninos	A. Ensaio com cloreto férrico	Aparecimento de cor verde	Positivo
		B. Ensaio do acetato de chumbo	Desenvolvimento de precipitação branca volumosa	Positivo

4.3 Análise por Cromatografia Gasosa-Espectrofotometria de Massa (GC-MS)

A análise GC-MS do extrato metanólico de *Neolamarckia cadamba* foi realizada com o objetivo de fornecer um estudo detalhado dos fitoconstituintes significativos presentes no extrato. Os compostos encontrados na análise GC-MS, juntamente com o seu tempo de retenção e área percentual, estão representados na tabela 4.3 e o seu cromatograma é apresentado na figura 4.1.

O relatório da análise GC-MS revelou a presença de um total de 31 compostos bioactivos, tais como ácido propanoico, 2-oxo-, mequinol, éster metílico, fenol, 2-metoxi, azida de hidrogénio, 6-acetil-e-d-manose, imidazol, 2-amino-5-[(2-carboxi)vinil], undecano, dodecano, 2-propanamina, N-metil-N-nitroso-, ácido butanóico, 2-metil-3-oxo-, éster etílico, 4H-piran-4-ona, 2,3-di-hidro-3,5-di-hidroxi-6-metilo, 2,4-Dihidroxi-2,5-dimetil-3(2H)-furan-3-ona, ácido benzoico, heptanodiamida, N, N'-di-benzoiloxi, Salicilato de metilo, ácido benzoico, 2-(acetiloxi), éster metílico, 2-metoxi-4-vinilfenol, 4-hidroxi-2-metilacetofenona, fenol, 2,6-dimetoxi , fenol, 3,4-dimetoxi , 7-Tetradeceno , 9-Nonadeceno , Benzeno, 1-cloro-4-metoxi , Silano, [(1,1- dimetil-2-propenil)oxi]dimetil, Sacarose , d-Glicero-d-taloheptose , 1- Hexadeceno, 1-Tetradeceno, Fenol, 3,4,5-trimetoxi , 3,4-Dimetoxi-6-metilpirocatecol , 1,2,3,4-Ciclohexanetetrol , Ácido propanoico, 2-metil-, 2- etil-hexilo , 3-O-metil-d-glicose , Mio-inositol, 4-C-metil , Ácido hexadecanóico, éster metílico , Ácido pentadecanóico, 14-metil-, éster metílico , Ácido n-hexadecanóico , Ácido l-(+)-ascórbico, 2,6-dihexadecanoato , Ácido 9,12- Octadecadienóico (Z,Z)-, éster metílico , Ácido 9,12-Octadecadienóico, éster metílico éster metílico do ácido 9-octadecenóico (Z)- , éster metílico do ácido 9-octadecenóico, (E) , éster metílico do ácido octadecanóico , éster metílico do ácido heptadecanóico, 16-metil-, éster metílico , Ácido 9,12-octadecadienóico (Z,Z) , Éster metílico do ácido 9,12-octadecadienóico (E,E) , Ácido trans-13-octadecenóico , Ácido cis-13-octadecenóico , Hexadecanal , Octadecanal , Pentadecana, Octadecanal , Éster etílico do ácido 2-hidroxi-1-(hidroximetil) hexadecanóico , Éster 2,3-di-hidroxipropílico do ácido hexadecanóico , Octadecanal, Hexadecanal , Octadecanal, 2-bromo, Etanol, 2-(9- octadeceniloxi)-, (Z) , Ergost-5-en-3-ol, (3P) , Campesterol , B-Sitosterol , Y- Sitosterol. A **tabela 4.3 apresenta um** resumo pormenorizado destes compostos, incluindo a altura dos picos, o período de retenção e a área percentual.

Zayed *et al.* (2014a) identificaram a presença de éster etílico do ácido hexadecanóico (17,96%), éster etílico do ácido octadecanóico (11,71%) e ácido n-hexadecanóico (44,88%) como os principais componentes químicos do extrato de *Neolamarckia cadamba.* Alguns dos compostos identificados foram relatados como tendo várias propriedades biológicas, incluindo propriedades anti-inflamatórias, anestésicas, anti-sépticas, anti-diabéticas e hipocolesterolémicas. Gupta *et al.* (2013) revelaram o y-Sitosterol (1,90%), o ácido pentadecanóico (9,78%).

Kareti e Subash (2020) observaram que a análise GC-MS do extrato da casca de *Neolamarckia cadamba* revelou a presença de ácido hexadecanóico, éster metílico; ácido heptadecanóico, éster etílico; ácido esteárico, éster metílico; ácido octadecanóico, éster etílico; ácido docosanóico, éster metílico; ácido 1,2-benzenodicarboxílico; ácido tricosanóico, éster metílico; ácido pentacosanóico, éster metílico; tetratetracontano, éster diisooctílico; progesterona; tetratetracontano; ácido dodecanóico; ácido mirístico; 2-ciclo-hexen-1-ona; 4-hidroxi-3,5,5-trimetil-4-(3-oxo-1-butenilo); ácido pentadecanóico; ácido n-hexadecanóico; hexadecanamida e octadecanamida, heneicosano; éster metílico do ácido octadecanóico; eicosano; benzaldeído; álcool benzílico; ácido pentanóico; éster 4-oxo-fenilmetil; éter benzílico; ácido tetradecanóico; ácido n-hexadecanóico.

Mondal *et al.* (2020) relataram que os fitoconstituintes isolados da casca do caule de *Anthocephalus cadamba*, tais como 18a-olean-12ene-3e-hidroxi 27, 28-ácido dioico, ácido quinóvico, B-sitosterol, saponina B, padmakastein, B- sitosterolbehenate, tectochrysin, genistein, Leucocyanidin, 4'-glucósido de genkwanina, crisofanol, emodina, 8e-D-glucósidos de emodina, orientalona, fiscion, B-sitosterol glucósido, amigdalina, prunasina sakuranetina, puddumetina, flavanona, 5,4'-di-hidroxi-7-metoxiflavonas, 2,4'-di-hidroxi-4-metoxi-6-glicos idoxicalcona, leucocianidina, pudduminB , Naringenina-4'metiléter-7-O-e-D-galactosídeo, taxifolina. E também, o

O rastreio fitoquímico por GCMS descobriu que o éster diisooctil do ácido 1,2-benzenodicarboxílico, tetratetracontano no extrato metanólico das folhas de *Anthocephalus cadamba*.

Estudos fitoquímicos revelaram que a casca de *Pterocarpus santalinus* L. é constituída por B-sitosterol, lupeol e epicatequina com atividade hipoglicémica e anti-hiperglicémica. Está bem estabelecido que o princípio ativo epicatequina, que foi isolado da madeira e da casca de *Pterocarpus marsupium*, tem propriedades hipoglicémicas. Esta propriedade é causada pela conversão da proinsulina em insulina e pela regeneração das células beta Rao *et al.* (2001). Os resultados da análise GC-MS mostraram a presença de vários fitoconstituintes farmacologicamente activos no extrato de *Neolamarckia cadamba*, o que é consistente com os relatórios acima referidos.

Tabela 4.3: Lista de compostos identificados a partir da análise GC-MS de um extrato metanólico da casca do caule de *Neolamarckia cadamba*.

Sr. Não.	Composto identificado	Sinónimos	Fórmula	Altura do pico	RT (Min.)	Percentagem Área
1	Ácido propanoico, 2-oxo-, éster metílico	1. Ácido pirúvico, éster metílico 2. Piruvato de metilo 3. Éster metílico do ácido metilglioxílico 4. 2-Oxopropanoato de metilo	$C_4H_6O_3$	47623 8	4.505	0.718%
	Azida de hidrogénio	1. Ácido hidrazóico 2. Azoimida 3. Diazoimida 4. Ácido hidronítrico 5. Ácido triazóico	HN_3			
2	Fenol, 2-metoxi	1. Fenol, o-metoxi 2. o-Guaiacol 3. o-Hidroxianisolo 4. o-Metoxifenol 5. Anastil 6. Guaiacol 7. Guaiastil 8. Guaicolina 9. Guajol 10. Guasol 11. O-metil catecol 12. Éter monometílico de pirocatecol 13. Ácido piroguaiaco 14. 1-Hidroxi-2-metoxibenzeno 15. 2-Hidroxianisolo 16. 2-Metoxifenol 17. Guaicol 18. Guajakol 19. Metilcatecol 20. Metilcatacol	$C_7H_8O_2$	28697 1	16.249	0.779%
	Mequino	1. Fenol, 4-metoxi 2. Fenol, p-metoxi	$C_7H_8O_2$			

		3. p-Guaiacol 4. p-Hidroxianisolo 5. p-Metoxifenol 6. Éter metílico de hidroquinona 7. Éter monometílico de hidroquinona 8. Hqmme 9. Leucobasal 10. Leucodineb 11. Mechinolum 12. Novo-dermoquinona 13. 1-Hidroxi-4-metoxibenzeno 14. 4-Hidroxianisolo 15. 4-Metoxifenol				
		16. Monometil éter hidroquinona 17. MME 18. USAF an-7 19. Eastman HQMME 20. Hidroxianisol 21. MEHQ 22. Mequinol (DCI) 23. Po-hidroxianisolo				
3	6-Acetil-e-d-manose	-	$C_8H_{14}O_7$	28257 1	16.450	0.379%
	Imidazol, 2- amino-5-[(2- carboxi) vinil]-	-	$C_6HN_3O_2$			
4	Undecano	1. n-Undecano 2. Hendecane 3. n-$C_{11}H_{24}$ 4. UN 2330	$C_{11}H_{24}$	28635 5	16.551	0.393%
	Dodecano	1. n-Dodecano 2. Adakane 12 3. Ba 51-090453 4. $CH_3(CH_2)_{10}CH_3$ 5. Bihexilo 6. Dihexilo 7. n-Dodecano min 8. Duodecano	$C_{12}H_{26}$			
5	2-Propanamina, N-metil-N -nitroso-	1. Etilamina, N,1 - dimetil-N -nitroso 2. Isopropilmetil nitrosamina 3. Metilisopropil nitrosamina 4. N-Metil-N-nitrosoisopropilamina 5. N,1-Dimetil-N-nitrosoetanamina 6. 1-Isopropil-1-metil- 2-oxohidrazina	$C_4H_{10}N_2O$	11374 9	17.409	0.112%
	Ácido butanóico, 2-metil-3-oxo-, éster etílico	1. Ácido acetoacético, 2-metil-, éster etílico 2. Éster a-metilacetoacético 3. a-acetilpropionato de etilo 4. Etil a-Acetoacetato de metilo 5. Acetato de etilo a-	$C_7H_{12}O_3$			

		metilacetilo 6. 2-Acetilpropionato de etilo 7. 2-metil-3- oxobutanoato de etilo 8. 2-metil-3-oxobutirato de etilo 9. 2-Metilacetoacetato de etilo 10. Etil				
		Acetoacetato de metilo 11. Éster etílico do ácido 2-metilacetoacético 12. Éster etílico do ácido 2-metil-3 -oxobutanóico				
6	4H-piran-4-ona, 2,3-di-hidro-3,5-di-hidroxi-6-metil-	1. 3,5-Dihidroxi-6-metil-2,3-di-hidro- 4H-pirano-4-ona	$C_6H_8O_4$	32683 9	17.609	0.400%
	2,4-Dihidroxi 2,5-dimethyl- 3(2H)-furan-3-one	1. 2,4-Dihidroxi-2,5- dimetil-3(2H)- furanona	$C_6H_8O_4$			
7	Ácido benzoico	1. Ácido benzenocarboxílico 2. Ácido benzenefórmico 3. Ácido benzenometanóico 4. Benzoesaeure GK 5. Benzoesaeure GV 6. Carboxibenzeno 7. Ácido dracílico 8. Ácido fenilcarboxílico 9. Ácido fenilfórmico 10. Retardador BA 11. Retardex 12. Salvo, líquido 13. Solvo, pó 14. Tenn-Plas 15. Acidebenzoique 16. Ácido benzoico, técnico. 17. Kyselinabenzoova 18. Salvo 19. Benzoesaeure 20. Pó de salvo 21.E210 22. Ha 1 23. Ha 1 (ácido) 24. Salvo líquido 25. Pó de Solvo 26. Fenilcarboxi 27. Ácido benzenometónico 28. Ácido diacilico 29. Flores de Benjamim 30. Flores de benjoim 31. Nipacide 32. Ácido oracílico 33. Predominantemente ácido benzoico 34. Retardado BA 35. Retardador BA, BAX	$C_7H_6O_2$	32683 9	18.396	1.263%
	Heptanodiamida, N, N'-di- benzoiloxi	-	C H N_{21222} O6			

8	Salicilato de metilo	1. Éster metílico do ácido benzoico, 2-hidroxi 2. Ácido salicílico, éster metílico 3. éster metílico do ácido o-hidroxibenzóico 4. Analgit 5. Bétula 6. Óleo de bétula 7. Betula Lenta 8. Exagerar 9. Flucarmit 10. Óleo de Gaultheria 11. Gaultheriaoel 12. O-hidroxibenzoato de metilo 13. 2-hidroxibenzoato de metilo 14. Óleo de Wintergreen 15. Óleo de Spicewood 16. Óleo de bétula doce 17. Óleo de teaberry 18. Óleo de Wintergreen 19. Wintergruenoel 20.2-(Metoxicarbonil) fenol 21. Ácido 2-hidroxibenzóico, éster metílico 22. Óleo natural de invernada 23. Óleo sintético de invernada 24. Óleo de Wintergreen, sintético 25. Ácido gaultérico	C8H8O3	13285 9	18.678	0.092%
	Ácido benzoico, 2-(acetiloxi)-, éster metílico	1. Acetato de ácido salicílico, éster metílico 2. Éster metílico de aspirina 3. Acetilsalicilato de metilo 4. Metil-aspirina 5. o-acetoxibenzoato de metilo 6. Metil-rodina 7. O-acetilsalicilato de metilo 8. Metilrhodina 9. Éster metílico do ácido acetilsalicílico 10. Salicilato de O-acetilo e metilo 11. 2-(Acetiloxi)benzoato de metilo	C10H10O4			
9	2-Metoxi-4- vinilfenol	1 Fenol, 4-etenil-2- metoxi 2 . Fenol, 2-metoxi-4- vinil 3 .4-Hidroxi-3-metoxiestireno 4. p-Vinilguaiacol 5. 4-Vinilguaiacol	C9H10O2	19350 6	21.093	0.219%
	4-Hidroxi-2-metilacetofeno ne	1.2-Metil-4-hidroxiacetofenona 2. Etanona, 1-(4- hidroxi-2-metilfenil)	C9H10O2			

		3. 1-(4-Hidroxi-2-metilfenil) etanona				
10	Fenol, 2,6- dimetoxi	1. Éter 1,3-dietílico de pirogalol 2. Seringol 3. 1,3-Dimetoxi-2-hidroxibenzeno 4.2-Hidroxi-1,3-Dimetoxibenzeno 5. 2,6-Dimetoxifenol 6. 2,6-Dimetoxifenilo 7. Pirogalato de 1,3-dimetilo 8. 2,6-Dwumetoksyfenol 9. Éter dimetílico de pirogalol 10. Dimetoxifenol 11. 2,6-Dimetoxi-feno	C8HIO0$_3$	15059 5	21.789	0.279%
	Fenol, 3,4- dimetoxi	1. 3,4-Dimetoxifenol	C8HIO0$_3$			
11	7-Tetradeceno	1. 7-Tetradeceno, c&t 2. (7E)-7-Tetradeceno	C14H28	18395 5	22.578	0.104%
	9-Nonadeceno	1. (9E)-9-Nonadeceno	C19H38			
12	Benzeno, 1-cloro-4-metoxilo	1. Anisol, p-cloro- 2. p-Cloroanisol 3. p-Clorometoxibenzeno 4. Éter metílico de p-clorofenilo 5. Cloreto de anisilo 6. 1-Cloro-4- metoxibenzeno 7. 4-Cloroanisol 8. Éter metílico do 4-clorofenol 9. para-cloroanisol	C7H7QO	25214 3	22.754	0.397%
	Silano, [(1,1- dimetil-2-propenil) oxi] dimetil	1. 3-(Dimetilsiloxi)-3,3 -dimetil -1-prop ene 2. (2-Metil-but-3-enil- 2-oxi)-dimetil-silano 3. [(1,1-Dimetil-2- propenil) oxi](dimetil)silano	C7H16OS i			
13	Sacarose	1. a-D-Glucopiranosido, B-D-fructofuranosilo 2. B-D-Fructofuranosil a-D-glucopiranosídeo 3. Amerfond 4. Açúcar de beterraba 5. Açúcar de cana 6. Açúcar de confeiteiro 7. D-Sucrose 8. Açúcar granulado 9. Microse 10. Doces de pedra	C12H22O1 1	83435 7	24.324	9.712%
		11. Sacarose 12. Sacarina 13. Açúcar 14. Açúcar branco 15.D(+)-Sacarose 16. D(+)-Sacarose 17. D(+)-Sacarose bp pheur				

		18. a-D-Glucopiranosil B-D-fructofuranosídeo 19. B-D-Frutofuranosídeo, a-D-glucopiranosil 20.(a-D-Glucosido)-e-D-frutofuranosídeo 21. Frutofuranosídeo, a- D-glucopiranosil, B-D 22. Glucopiranosídeo, B- D-fructofuranosil, a-D 23. NCI-C56597 24. Açúcar branco Enovit M 25. Sugartab 26. Açúcar de mesa 27. Hex-2-ulofuranosil hexopiranosídeo				
	d-Glicero-d-tallo-heptose	-	$C_7H_{14}O_7$			
14	1-Hexadeceno	1. a-Hexadeceno 2. n-Hexadec-1-eno 3. Ceteno 4. 1-Ceteno 5. Hexadecileno-1 6. Hexadec-1-eno 7. Hexadeceno-1 8. Neodeno 16	$C_{16}H_{32}$	28849 1	26.507	0.173%
	1-Tetradeceno	1. n-Tetradec-1-eno 2. a-Tetradeceno 3. Neodeno 14 4. Tetradec-1-eno 5. Tetradeceno-1	$C_{14}H_{28}$			
15	Fenol, 3,4,5- trimetoxi	1. Antiarol 2. 3,4,5-Trimetoxifenol	$C_9H_{12}O_4$	80777 4	26.796	1.360%
	3,4-Dimetoxi-6-metilpirocatecol	1. 3,4-Dimetoxi-6-metil-1,2-benzenodiol	$C_9H_{12}O_4$			
16	1,2,3,4- Ciclo-hexanetetrol	1. Ciclo-hexano-eritritol	$C_6H_{12}O_4$	25430 34	27.951	21.366 %
	Ácido propanoico, éster 2-metil, 2-etil-hexílico	1. Éster 2-etil-hexílico do ácido isobutírico 2. 2-Metilpropanoato de 2-etil-hexilo	$C_{12}H_{24}O_2$			
17	3-O-metil-d-glucose	-	$C_7H_{14}O_6$	23455 77	30.976	55.322 %
	Mio-inositol, 4-C-metilo	1. Inositol, 4-C-metil-, myo	$C_7H_{14}O_6$			
		2. Laminitol 3.1-Metil-1,2,3,4,5,6- ciclo-hexano-hexol				
18	Ácido hexadecanóico, éster metílico	1. Ácido palmítico, éster metílico 2. Éster metílico do ácido n-hexadecanóico 3. Metoleno 2216 4. Hexadecanoato de metilo 5. n-hexadecanoato de metilo 6. Palmitato de metilo 7. Uniphat A60	$C_{17}H_{34}O_2$	73682 5	33.096	0.462%

		8. Emery 2216 9. Radia7120				
	Ácido pentadecanóico, 14-metil-, éster metílico	1. Pentadecanoato de metilo 14-Metilo	$C_{17}H_{34}O_2$			
19	Ácido n-hexadecanóico	1. Ácido hexadecanóico 2. Ácido n-hexadecoico 3. Ácido palmítico 4. Ácido pentadecanocarboxílico 5. 1-Ácido pentadecanocarboxílico 6. Ácido cetilico 7. Emersol 140 8. Emersol 143 9. Ácido hexadecílico 10. Hydrofol 11. Hystrene8016 12. Hystrene9016 13. Industrene 4516 14. Prifrac 2960 15. GliconP-45 16. Prifac2960 17. Univol U332	$C_{16}H_{32}O_2$	15095 05	33.820	1.759%
	2,6-dihexadecanoato de ácido l-(+)-ascórbico	-	$C_{38}H_{68}O_8$			
20	9,12- Éster metílico do ácido octadecadienóico (Z, Z)	1. Ácido linoleico, éster metílico 2. cis, cis-9,12-octadecadienoato de metilo 3. Linoleato de metilo 4. Metil octadecadienoato 5. 9-cis,12-cis-octadecadienoato de metilo 6. (9Z,12Z)-9,12-octadecadienoato de metilo	$C_{19}H_{34}O_2$	31825 0	36.227	0.214%
	Ácido 9,12-Octadecadienóico, éster metílico	1. (9E,12E)-9,12-octadecadienoato de metilo	$C_{19}H_{34}O_2$			
21	Éster metílico do ácido 9-octadecenóico (Z)-	1. Ácido oleico, éster metílico 2. Éster de ácido oleico de esmeril	$C_{19}H_{36}O_2$	19905 7	36.357	0.151%
		2301 3. cis-9- octadecenoato de metilo 4. Oleato de metilo 5. Éster metílico do ácido (Z)-9-octadecenóico 6. éster metílico do ácido cis-9-octildecenóico 7. Emery 8. Esmeril, éster de ácido oleico 9. 9- octadecenoato de metilo 10. Ácido oleico, éster metílico, cis 11. Emerest2301				

		12. Emerest2801 13. Kemester 105 14. Kemester 115 15. Kemester 205 16. Kemester213 17. (Z)-9- octadecenoato de metilo 18. Emery 2219 19. Emery 2301 20. Kemester 104 21. cis-9- octadecanoato de metilo 22. Cis-9- octadecenoato de metilo, éster metílico do ácido oleico 23. Priolube 1400 24. Witconol 2301 25. (9Z)-9- octadecenoato de metilo				
	Éster metílico do ácido 9-octadecenóico, (E)-	1. Ácido elaídico, éster metílico 2. Elaidato de metilo 3. Trans-9- octadecenoato de metilo 4. Éster metílico do ácido (E)-9-Octadecenóico 5. (9E)-9- octadecenoato de metilo	$C_{19}H_{36}O_2$			
22	Ácido octadecanóico, éster metílico	1. Ácido esteárico, éster metílico 2. Ácido n-octadecanóico, éster metílico 3. Kemester 9718 4. N-octadecanoato de metilo 5. Octadecanoato de metilo 6. Estearato de metilo 7. Metoleno 2218 8. Esmeril 2218 9. Kemester 9018 10. Éster metílico do ácido octadecanóico 11. Kemester 4516 12. Metil (Z)-9- octadecenoato	$C_{19}H_{38}O_2$	12590 0	36.841	0.077%
	Ácido heptadecanóico, 16-metil-, éster metílico	1. Isostearato de metilo 2. Heptadecanoato de metilo 16-metilo	$C_{19}H_{38}O_2$			
23	9,12- Ácido octadecadienoico (Z,Z)-	1. cis-9,cis-12- Octadecadienóico ácido 2. ácido cis,cis-linoleico 3. Óleo de grainha de uva 4. Linoleico 5. Ácido linoleico 6. Ácido linólico 7. PolylinNo. 515 8. Ácido telfárico	$C_{18}H_{32}O_2$	21653 8	36.962	0.211%

		9. Unifac 6550 10. Ácido 9,12-Octadecadienóico 11. Ácido leinoleico 12. Ácido 9,12-linoleico 13. Ácido cis, cis-9,12-octadecadienóico 14. Ácido linoelaídico 15. Ácido linoleico 95 16. Emersol 310 17. Emersol 315 18. Pamolyn 19. Pamolyn 125 20. Pamolyn 200,240 21. Pamolyn 380				
	Ácido 9,12-Octadecadienóico, éster metílico, (E,E)	1. Ácido linolelaídico, éster metílico 2. Linolelaidato de metilo 3. Trans, trans- 9,12-octadecadienoato de metilo 4. 9-trans-12-trans-octadecadienoato de metilo 5. (9E,12E)-9,12-octadecadienoato de metilo	$C_{19}H_{34}O_2$			
24	ácido trans-13-Octadecenóico	-	$C_{18}H_{34}O_2$	27523 1	37.071	0.470%
	cis-13-Ácido octadecenóico	-	$C_{18}H_{34}O_2$			
25	Hexadecana	1. Palmitaldeído	$C_{16}H_{32}O$	45958 6	40.338	0.356%
	Octadecanal	1. Estearaldeído 2. Octadecil aldeído 3. Aldeído estearílico 4. n-Octadecanal	$C_{18}H_{36}O$			
26	Pentadecanal	-	$C_{15}H_{30}O$	28281 4	42.007	0.265%
	Octadecanal	1. Estearaldeído 2. Octadecil aldeído 3. Aldeído estearílico 4. n-Octadecanal	$C_{18}H_{36}O$			
27	Ácido hexadecanóico, éster 2-hidroxi-1-(hidroximetil)etil	1. Palmitina, 2-mono 2. Ácido palmítico в-monoglicérido 3. 2-Hexadecanoilglicerol 4. 2-Monopalmitina 5. 2-Monopalmitoil-sn-glicerol 6. 1,2,3-Propanetriol 2-hexandecanoil éster 7. в-palmitato de glicerol 8. Palmitato de 2-hidroxi-1-(hidroximetil)etilo	$C_{19}H_{38}O_4$	14185 2	43.322	0.329%
	Ácido hexadecanóico, éster 2,3-dihidroxipropílico	1. Palmitina, 1-mono 2. a-Monopalmitina 3. 1- Monopalmitato de glicerol 4. 1-palmitato de glicerol 5. 3-palmitato de glicerol	$C_{19}H_{38}O_4$			

		6. Palmitato de glicerilo 7. Ácido palmítico a-monoglicérido 8. 1-Monopalmitina 9. 1,2,3-Propanetriol 1-hexandecanoil éster 10. A-palmitato de glicerol 11. 1-Monopalmitoilglicerol 12. 1-Palmitoilglicerol 13. Palmitato de 2,3-Dihidroxipropilo				
28	Octadecanal	1. Estearaldeído 2. Octadecil aldeído 3. Aldeído estearílico 4. n-Octadecanal	$C_{18}H_{36}O$	51636 2	43.617	0.524%
	Hexadecanal	1. Palmitaldeído	$C_{16}H_{32}O$			
29	Octadecanal, 2- bromo	1.2-Bromooctadecanal	$C_{18}H_{35}BrO$	12294 7	45.166	0.104%
	Etanol, 2-(9-octadeceniloxi)-, (Z)-	1,2-cis-9-Octadeceniloxietanol 2. 2-[(9Z)-9- Octadeceniloxi] etanol	$C_{20}H_{40}O_2$			
30	Ergost-5-en-3-ol, (зв)-	1. Ergost-5-en-3e-ol 2. 522-Dihidrobrassicasterol 3. 55-Ergostenol 4. Dihidrobrassicasterol 5. Ergost-5-enol 6.22-Dihidrobrassicasterol 7. 22,23-Dihidrobrassicasterol 8. 24e-Metilcolesterol 9. Ergost-5-en-3-ol	$C_{28}H_{48}O$	18932 2	55.236	0.405%
	Campesterol	1. Ergost-5-en-3-ol, (3e,24R)- 2. Ergost-5-en-3e-ol, (24R)- 3. (24R)-5-Ergosten-3e- ol	$C_{28}H_{48}O$			

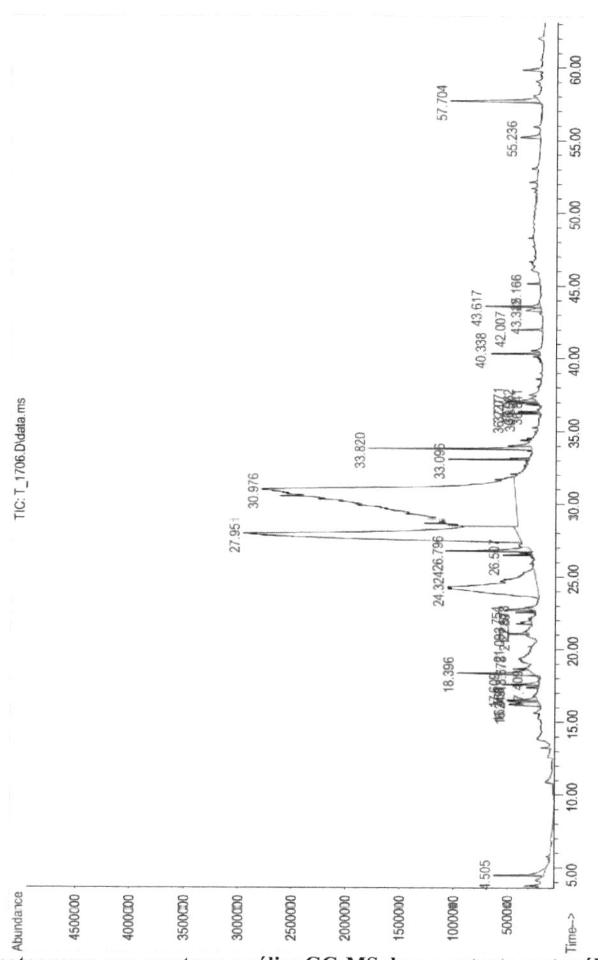

Fig. 4.1: Cromatograma que mostra a análise GC-MS de um extrato metanólico da casca do caule de *Neolamarckia cadamba*

	Y-Sitosterol	1. Estigmast-5-en-3-ol, (3e,24S)- 2. Estigmast-5-en-3e-ol, (24S)- 3. Clionasterol 4. Fucosterol, в-dihidro 5.24e-Etil-5-colesten- 3в-ol 6. e-Dihidrofucosterol 7.22,23-Dihidroporiferasterol 8.24S-Etilcolest-5-en- 3e-ol 9.24e-Etilcolesterol 10. Estigmast-5-en-3-ol	C29H50O			

4.4 Atividade antidiabética

4.4.1 Estimativa do nível de glicose no sangue (glucómetro) e do nível de glicose no soro

A estreptozotocina foi utilizada para induzir diabetes em 40 ratos Wistar. Nos dias 0th (considerado após a indução de estreptozotocina), $14^{th,}$ e 28th da experiência, os níveis de glicose no sangue em cada grupo foram medidos utilizando um glucómetro digital Counter Plus. Os níveis médios de glucose no sangue dos ratos dos grupos T1, T2, T3, T4 e T5 são apresentados na **tabela 4.8**. No dia 0th , os níveis médios de glicose no sangue de todos os grupos, ou seja, T1, T 2, T 3, T 4 e T5, foram de 100 ± 0,942, 317 ± 3,299, 324,33 ± 3,661, 318,33 ± 4,277, 321,33 ± 10,855 mg/dl, respetivamente. O nível de glicose no sangue em T2, T3, T4 e T5 aumentou significativamente, indicando que se desenvolveu diabetes em todos os ratos destes grupos, exceto no grupo de controlo normal T1.

A média do nível de glicose no sangue em 14th dias de tratamento nos grupos T1, T2, T3, T4 e T5 foi de 96,66 ± 4,009, 339,66 ± 4,064, 231 ± 1,414, 245,66 ± 7,779, 228,33 ± 8,489 mg/dl. Observou-se que o medicamento de referência padrão metformina @100mg/kg de peso corporal foi mais eficaz do que o extrato metanólico da casca do caule de *Neolamarckia cadamba* @ 300mg/kg de peso corporal, ao passo que o extrato metanólico da casca do caule de *Neolamarckia cadamba* @ 500mg/kg de peso corporal é mais eficaz do que o medicamento de referência padrão metformina. Todos os grupos de tratamento foram comparados entre si, tendo-se verificado que os níveis de glucose no sangue diminuíram mais eficazmente no grupo T5 (228,33 ± 8,489 mg/dl) do que nos grupos T3 (231 ± 1,414) e T4 (245,66 ± 7,779) em ratos.

No final da experiência, ou seja, no dia 28th do tratamento, revelou-se que no grupo de controlo normal (T1) o nível de glicose no sangue se manteve no nível normal. No grupo de controlo diabético (T2), o nível médio de glicose no sangue aumentou gradualmente, os níveis de glicose no sangue foram significativamente reduzidos no grupo tratado com o medicamento padrão metformina (T3) e também significativamente reduzidos em ambas as duas doses diferentes (300 e 500 mg/kg) de extrato da casca do caule de *Neolamarckia cadamba* (T4 e T5). O nível médio de glicose no sangue de todos os grupos experimentais T1, T2, T3, T4 e T5 no dia 28th foi de 95,33±4,277, 352,33± 5,818, 133,67 ±1,962 ,146,66± 4,863 e 130± 2,160 mg/dl

Tabela 4.4: Resultados do nível médio de glicose sérica e do nível de colesterol total nos diferentes grupos (Média ± SE, n=10)

GRUPOS	Nível de glicose sérica (mg /dl)				Nível de colesterol total (mg /dl)			
DIAS	0th	14th	28th	CD	0th	14th	28th	CD
Controlo normal (Ti)	83.26±5.198^{b}	84.36+2.233^{d}	79.75+2.773^{d}	N.S	67.98±0.652^{d}	70.46±0.755^{c}	67.31±2.416^{c}	N.S
Diabético Controlo (T2)	^{B}238.04±2.957^{a}	^{B}244.37±4.545^{a}	^{A}265.63±3.988^{a}	16.473	^{B}122.94±2.225b	^{A}135.13±2.276^{a}	^{A}140.45±1.753^{a}	8.894
Std. Fármaco @ 100 mg/Kg b. wt.(T)3	^{A}238.90±2.096^{a}	^{B}153.77±1.390^{c}	^{c}99.66±0.991^{c}	6.616	^{A}130.63±1.581^{a}	^{B}91.11±2.143^{b}	^{c}72.96±2.084^{bc}	8.277
N. cadamba @ 300 mg /kg b. wt.(T)4	^{A}257.37±16.873^{a}	^{B}195.02±3.986^{b}	^{c}115.76±3.053^{b}	43.080	^{A}111.31±2.028^{c}	^{B}94.39±1.400^{b}	^{c}75±1.153^{b}	6.666
N. cadamba @ 500 mg /kg b. wt.(T)5	^{A}245.76±5.720^{a}	^{B}145.04±5.519^{c}	^{c}98.92±0.976^{c}	19.599	^{A}112±1.424^{C}	^{B}92.75±0.955^{b}	^{c}74.37±1.503^{bc}	5.582
CD	32.636	14.841	10.190		6.462	6.276	7.087	

ABC na respectiva linha e abc na respectiva coluna diferem significativamente ($p < 0{,}05$) N.S : Não significativo

Fig 4.2.O gráfico mostra os níveis médios de glicose no sangue por glucómetro digital em todos os grupos experimentais (mg/dl)

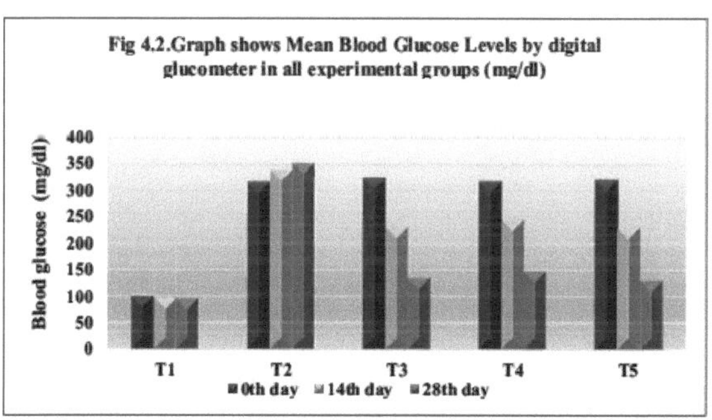

Fig.4.3 O gráfico mostra os níveis médios de glicose sérica em todos os grupos experimentais

(mg/dl)

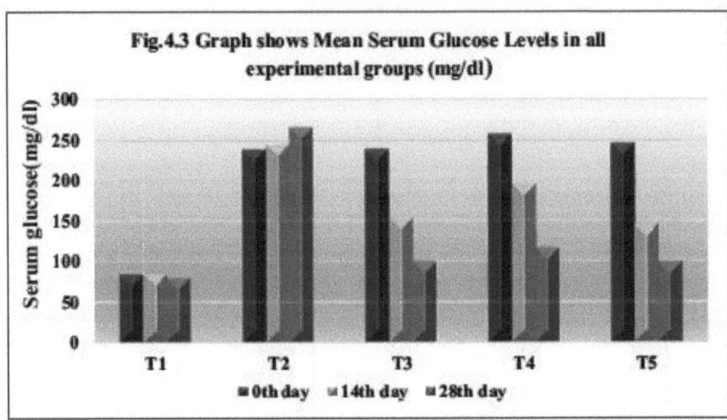

respetivamente. A partir destas observações, mostra-se que não existe uma diferença significativa nos níveis de glicose no sangue entre o grupo T3 tratado com o medicamento padrão metformina (133,67 ± 1,962 mg/dl) e o grupo T5 tratado com extrato da casca do caule de *Neolamarckia cadamba* a 500 mg/kg de peso corporal (130 ± 2,160 mg/dl). É revelador que o extrato da casca do caule de *Neolamarckia cadamba*, quando administrado oralmente a 500 mg/kg de peso corporal, foi tão eficaz como o medicamento padrão metformina.

À semelhança dos níveis de glicose no sangue medidos por um glucómetro digital, o soro foi separado do sangue dos ratos experimentais e imediatamente submetido a uma análise da glicose no soro utilizando um semi-analisador bioquímico (Microlab 300 clinic diagnostic, Mumbai), e os resultados são apresentados no **quadro 4.4**.

Os níveis de glicose no soro aumentaram gradualmente nos ratos do grupo de controlo diabético (T2), sendo de 238,04±2,957, 244,37±4,545 e 265,63±3,988 mg/dl nos dias 0th , 14th e 28th da experiência. No final do estudo, os níveis séricos de glucose nos grupos de tratamento T3, T4 e T5 diminuíram consideravelmente e quase regressaram ao nível normal, ou seja, 99,66±0,991, 115,76±3,053, 98,92±0,976. Observou-se que o efeito antidiabético do extrato em ambas as doses era dependente da dose e que a dose de 500mg/kg de peso corporal do extrato era mais comparável ao medicamento de referência padrão Metformina.

Na presente experiência, a estreptozotocina @ 40 mg/kg de peso corporal foi injectada intraperitonealmente para indução de diabetes em ratos Wistar. Após 72 horas, o nível de glucose no sangue foi significativamente elevado para mais de 250 mg/ dl, indicando o desenvolvimento de diabetes clínica em ratos.

De acordo com Thulesen *et al.* (1997), a estreptozotocina, que provoca a diabetes nos animais, é absorvida pelas células beta através do transportador de glucose 2 (GLUT2) e provoca a fragmentação do ADN nas células beta pancreáticas dos ratos através da produção de radicais livres alquilantes, o que leva a uma diminuição dos níveis celulares de nucleótidos e de substâncias químicas relacionadas, principalmente NAD+. Por conseguinte, as células beta necrosam rapidamente.

Eleazu *et al.* (2013) afirmaram que os efeitos da estreptozotocina nas células beta pancreáticas podem ser observados 72 horas após a administração, dependendo da dose.

Muruganandan *et al.* (2005) utilizaram estreptozotocina @ 55 mg/kg b.wt. para desenvolver diabetes em ratos. Arokiyaraj *et al.* (2011) e Dongare *et al.* (2019) utilizaram estreptozotocina @ 40 mg/kg b.wt. por via intraperitoneal para tornar os ratos diabéticos. Malini *et al.* (2011)

utilizaram estreptozotocina @ 45 mg/kg b.wt. por via intraperitoneal para induzir diabetes em ratos albinos Wistar. Ahmed *et al.* (2014) utilizaram estreptozotocina (60 mg/kg) para induzir experimentalmente diabetes em ratos através de uma única administração intraperitoneal. Ali *et al.* (2021) estudaram que a diabetes foi induzida por uma única injeção intraperitoneal de estreptozotocina numa dose de 60 mg/kg.

A utilização do medicamento padrão metformina @250 mg/ kg b.wt. em ratos diabéticos, reduziu significativamente os níveis de glicose no sangue Ali *et al.* (2012). Ohadoma e Michael (2011) e Dongre *et al.* (2019) usaram metformina @ 100 mg / kg b.wt. diminui efetivamente os níveis de glicose no sangue em ratos diabéticos. De acordo com Dey *et al.* (2002), a metformina reduz os níveis de glicose no sangue inibindo a síntese hepática de glicose e aumentando a absorção de glicose muscular. Além disso, reduz o colesterol LDL e os níveis de triglicéridos no plasma. Mas os efeitos adversos da metformina incluem acidose láctica, toxicidade renal, fraqueza, exaustão, falta de ar, náuseas, tonturas e fadiga.

Alam *et al.* (2011) estudaram que o extrato hidroetanólico dos topos floridos de *Anthocephalus cadamba* produziu um efeito hipoglicémico ao reduzir os níveis de glicose no soro sanguíneo em ratos diabéticos induzidos por aloxano.

Bussa e Jyothi (2010) e Dwivedi *et al.* (2015) observaram que o extrato etanólico da casca do caule de *Neolamarckia cadamba* a 0,5 g/kg de peso corporal apresentava uma ação anti-hiperglicémica considerável. Rathor *et al.* (2013) observaram que o extrato hidroalcoólico de *flores de Ecbolium ligustrinum* (H.A.E.) e o extrato clorofórmico de *flores de Ecbolium ligustrinum* (C.E.) reduziram o nível elevado de glicose no sangue em tratamento crónico e também diminuíram o nível de glicose no soro sanguíneo em ratos diabéticos nos dias 14th e 21st em comparação com o dia inicial (0th dia). Yadav *et al.* (2022) descobriram que, quando o extrato etanólico de *Neolamarckia cadamba* foi administrado por via oral a ratos com feridas diabéticas, reduziu os níveis de glicose no soro nos dias 4th , 8th , 12th e 16th em comparação com o grupo de controlo de feridas diabéticas.

Quando ratos diabéticos tratados com casca do caule de *Neolamarckia cadamba* @ 400500 mg/kg b.wt. foi considerado eficaz na gestão da diabetes em ensaios experimentais, e considera-se que isto se deve à presença de flavonóides, que estimulam a secreção de insulina ou possuem um efeito semelhante à insulina, descrito por Dubey *et al.* (2011) e Gurjar *et al.* (2010) também revelaram que a presença de flavonóides, que também foram isolados desta planta e encontrados para aumentar a secreção ou exibir um efeito semelhante à insulina. Bussa e Jyothi, (2010) revelaram que os fenólicos são identificados como fármacos anti-hiperglicémicos eficazes e que os flavonóides são reconhecidos por restaurarem as células beta danificadas em ratos diabéticos.

No presente estudo, os flavonóides e os compostos fenólicos estão presentes no extrato metanólico da casca do caule de *Neolamarckia cadamba.* O efeito antidiabético do extrato metanólico da casca do caule de *Neolamarckia cadamba* pode dever-se à presença de mais de um composto bioativo anti-hiperglicémico e às suas propriedades sinérgicas.

4.5 Outros parâmetros bioquímicos séricos

4.5.1 Estimativa do colesterol total no soro

No dia 0th , os níveis médios de colesterol total no soro de todos os grupos, ou seja, T1, T 2, T 3, T 4 e T5, eram 67,98±0,652, 122,94±2,225, 130,63±1,581, 111,31±2,028, 112±1,424 mg/dl, respetivamente. Nos grupos T 2, T 3, T 4 e T5 observou-se que os níveis séricos de colesterol aumentaram significativamente quando comparados com o grupo normal T1, o nível de colesterol total foi de 67,98±0,652. O nível de colesterol total foi mantido durante todo o estudo no grupo de controlo normal. No entanto, o nível de colesterol total aumentou significativamente no grupo de controlo diabético T 2 de 0th a 28th dias, ou seja, 238,04±2,957, 244,37±4,545, 265,63±3,988, respetivamente. Por outro lado, os níveis de colesterol total foram efetivamente reduzidos em todos os grupos de tratamento (T 3, T 4 e T 5), como indicado na **tabela 4.4**.

No 14^{oth} dia do experimento, os valores médios de colesterol sérico de todos os grupos T1, T2, T3, T4 e T5 foram 70,46±0,755, 135,13±2,276, 91,11±2,143, 94,39±1,400, 92,75±0,955 mg/dl, respetivamente. No grupo T3 tratado com metformina, o colesterol total sérico foi notavelmente reduzido, seguido pelo nível de colesterol total no grupo (T5) tratado com extrato de *Neolamarckia cadamba* a 500 mg/kg e no grupo (T4) tratado com extrato de *Neolamarckia cadamba* a 300 mg/kg, respetivamente.

O nível médio de colesterol total no soro aos 28th dias da experiência em todos os grupos T1, T2, T3, T4 e T5 foi de 67,31±2,416, 140,45±1,753, 72,96±2,084, 75±1,153, 74,37±1,503 mg/dl, respetivamente. No grupo (T3), os ratos tratados com metformina @100 mg/kg b.wt. apresentam um nível de colesterol total significativamente mais baixo. Enquanto que os valores do colesterol total nos grupos (T4) e (T5) de ratos tratados com extrato de *Neolamarckia cadamba* a 300 e 500 mg/kg de peso corporal não apresentaram uma diferença significativa.

Nagappa *et al.* (2003) estudaram os extractos metanólicos e aquosos de *Terminalia catappa* e a glibenclamida, que diminuíram significativamente os níveis de colesterol no soro após 21 dias de tratamento.

O nível de colesterol total no soro foi constantemente elevado nos dias 14th e 28th nos ratos de controlo diabéticos pertencentes ao grupo T2 provoca o desenvolvimento de hipercolesterolemia e no grupo de controlo normal T1, não houve alterações significativas nos níveis de colesterol total. A lipase lipoproteica não é activada nos diabéticos devido à insuficiência de insulina, resultando em hipertrigliceridemia, e a deficiência de insulina também está associada à hipercolesterolemia devido a anomalias metabólicas. Os lípidos séricos de ratos diabéticos foram significativamente melhorados após a administração do extrato de raiz de *Zaleya decandra*, citado por Meenakshi *et al.* (2010).

Fig.4.4 O gráfico mostra os níveis médios de colesterol total sérico em todos os experimental groups (mg/dl)

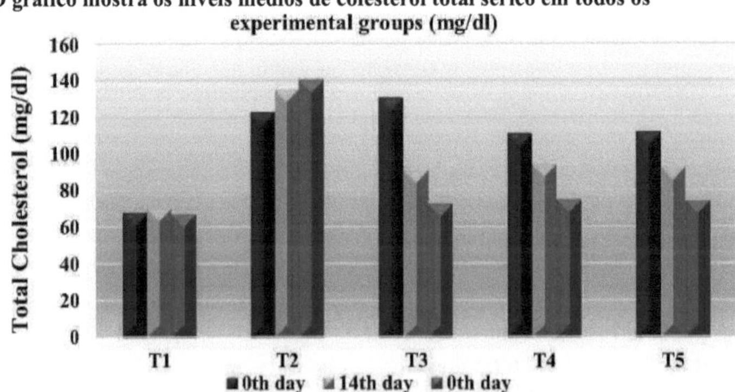

Fig.4.5 O gráfico mostra os níveis médios de proteínas totais no soro em todos os

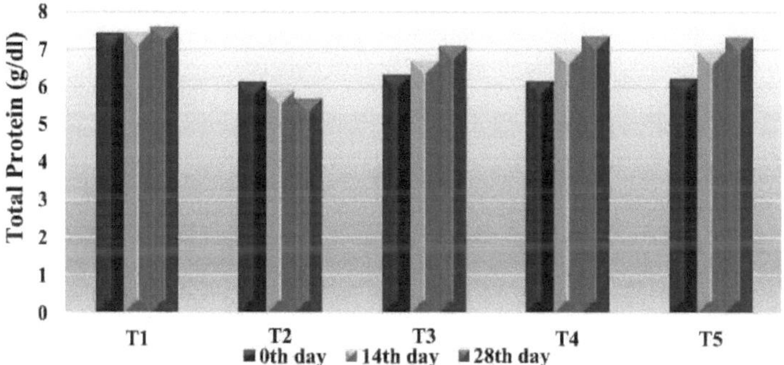

4.5.2 Estimativa das proteínas totais no soro

Os resultados obtidos da análise estatística dos valores médios das proteínas totais séricas de todos os grupos, ou seja, T1, T2, T3, T4 e T5, nos dias 0th , $14^{th,}$ e 28th , não foram significativos. No dia 0th , os valores da proteína total sérica média foram 7,43±0,098, 6,13±0,118, 6,33±0,259, 6,16±0,381, 6,23±0,303 g/dl, respetivamente.

No 14^{oth} dia da experiência, a média de proteínas totais no soro dos grupos T1 a T5 foi de 7,46±0,098, 5,9±0,094, 6,7±0,124, 6,96±0,098, 6,96±0,118 g/dl, respetivamente.

A média dos valores de proteína total sérica no dia 28th em todos os grupos de tratamento de T1 a T5 foi de 7,6±0,094, 5,7±0,094, 7,1±0,205, 7,36±0,118, 7,33±0,136 g/dl. O grupo de controlo diabético (T2) apresenta um ligeiro declínio no nível de proteína total sérica ao longo do período experimental e o resultado estatístico foi considerado não significativo, conforme ilustrado na **tabela 4.5**.

De acordo com Jayanthi *et al.* (2010), o nível de proteína total em ratos diabéticos diminuiu drasticamente devido à insuficiência de insulina, o que leva a um aumento da degradação proteica e a uma diminuição da síntese proteica, e o nível foi restaurado após 20 dias de tratamento com folhas da planta *Catharanthus roseus*. Sharma *et al.*, (2010) descobriram que o extrato etanólico de folhas de *Ficus glomerata* (@ 250 e 500 mg/kg) em ratos albinos diabéticos aumentou significativamente os níveis de proteína sérica quando comparado com o grupo de controlo diabético.

4.5.3 Estimativa do azoto ureico no sangue (BUN)

Como se mostra na **tabela 4.5**, em todos os grupos de tratamento de (T1 a T5) os valores médios de azoto ureico no sangue no dia 0th foram 28,66±0,489, 49,98±1,138, 55±1,919, 64,31±0,986, 63,45±2,123mg/dl, respetivamente. Observou-se que nos grupos T2, T3, T4 e T5 houve uma diferença significativa nos valores médios de BUN. Todos os níveis médios de BUN nesses grupos foram significativamente elevados em comparação com o grupo normal T1.

Os valores médios de BUN em todos os grupos de tratamento de (T1 a T5) no dia 14th da experiência foram 29,49±0,128, 56,31±1,158, 43,63±0,819, 51,73±1,044, 52,27±1,321 mg/dl, respetivamente. Verificou-se que o grupo (T3) tratado com metformina a 100mg/kg de peso corporal com o medicamento de referência padrão diminui mais eficazmente o BUN em comparação com o grupo tratado com o extrato de *Neolamarckia cadamba* (T4 e T5).

Os valores médios de BUN em todos os grupos de tratamento de (T1 a T5) no 28th dia da experiência foram 27,27±1,072, 63,62±0,744, 39,17±0,788, 42,74±0,584, 41,53±0,726 mg/dl, respetivamente. Dos resultados acima apresentados, verifica-se que o grupo de controlo diabético não tratado (T2) apresentou um aumento consistente do nível de BUN ao longo do período de estudo. Nos restantes grupos (T3, T4 e T5), os níveis de BUN diminuíram consideravelmente, mas não voltaram ao nível normal durante os 28 dias da experiência.

Kumar *et al.* (2015) estudaram que os ratos diabéticos tratados com extrato alcoólico a 70% da flor de *Sesbania grandiflora* em doses de 250 mg/kg e 500 mg/kg durante 28 dias apresentaram níveis de BUN significativamente reduzidos em comparação com os ratos de controlo diabéticos. Ahmed *et al.* (2014) observaram que, em ratos Wistar diabéticos induzidos por estreptozotocina, o nível de BUN foi avaliado durante o período experimental, tendo sido revelado que os ratos tratados com uma dose de 400mg/kg de extrato metanólico da casca do caule de *Albizzia Lebbeck Benth* apresentaram níveis de BUN significativamente reduzidos.

4.5.4 Estimativa da transaminase glutâmico-oxaloacética sérica (SGOT)/AST Níveis

Os níveis médios de AST em todos os grupos de tratamento de (T1 a T5) no dia 0th foram 45,51±0,911, 115,94 ±1,704, 116,88 ± 1,748, 116,63 ±2,119, 120,30 ± 2,606 UI/L, respetivamente. Observou-se que os valores médios de AST em todos os grupos diabéticos induzidos por estreptozotocina (T2 a T5) estavam consideravelmente aumentados. (**tabela 4.6**)

Os níveis médios de AST em todos os grupos de tratamento de (T1 a T5) no dia 14th foram 45,17±1,423, 133,17 ± 3,296, 86,30 ± 1,503, 94,05 ± 2,078, 89,44 ± 1,253 UI/L, respetivamente. Os ratos do grupo tratado com metformina com o medicamento de referência std.

Tabela 4.5: Resultados do nível médio de proteínas totais e do nível de BUN nos diferentes grupos (Média ± SE, n=10)

GRUPOS	Proteína total (g/dl)				BUN (mg /dl)			
DIAS	0th	14th	28th	CD	0th	14th	28th	CD
Controlo normal (Ti)	7.43±0.098	7.46±0.098^{a}	7.6±0.094^{a}	N.S	28.66±0.489^{c}	29.49±0.128^{d}	27.27±1.072^{d}	N.S
Diabético Controlo (T2)	6.13±0.118	5.9±0.094^{c}	5.7±0.094^{b}	N.S	^{c}49.98±1.138^{b}	^{B}56.31±1.158^{a}	^{A}63.62±0.744^{a}	4.372
Std. Fármaco @ 100 mg/Kg b. wt.(T)$_3$	6.33±0.259	6.7±0.124^{b}	7.1±0.205^{a}	N.S	^{A}55±1.919^{b}	^{B}43.63±0.819^{c}	^{B}39.17±0.788^{c}	5.948
N. cadamba @ 300 mg /kg b. wt.(T)$_4$	6.16±0.381	6.96±0.098^{b}	7.36±0.118^{a}	N.S	^{A}64.31±0.986^{a}	^{B}51.73±1.044^{b}	^{c}42.74±0.584^{b}	3.796
N. cadamba @ 500 mg /kg b. wt.(T)$_5$	6.23±0.303	6.96±0.118^{b}	7.33±0.136^{a}	N.S	^{A}63.45±2.123^{a}	^{B}52.27±1.321^{b}	^{c}41.53±0.726^{bc}	6.373
CD	N.S	0.415	0.525		5.646	3.808	3.084	

ABC na linha respectiva e abc na coluna respectiva diferem significativamente ($p < 0,05$) N.S : Não significativo

Fig.4.6 O gráfico mostra os níveis médios de BUN em todos os grupos experimentais (mg/dl)

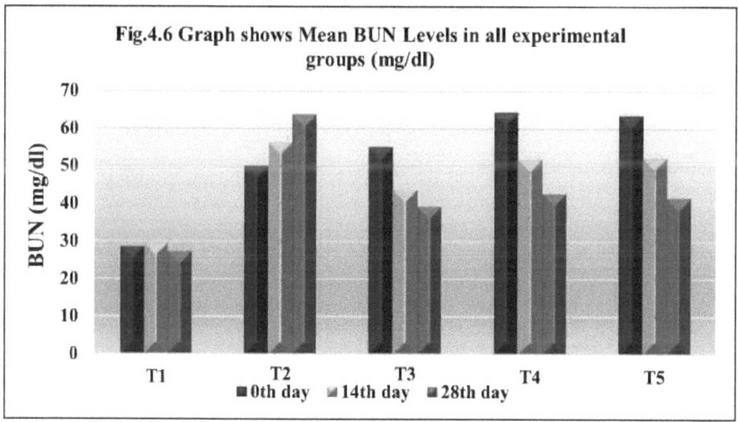

Fig.4.7 O gráfico mostra os níveis médios de ALT em todos os grupos experimentais (IU/L)

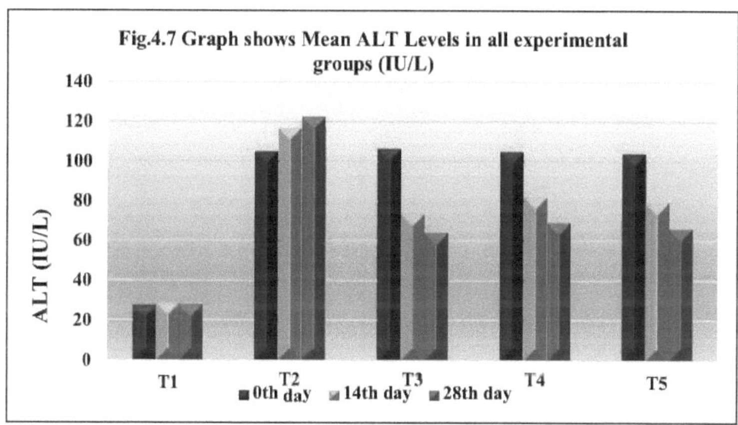

Tabela 4.6: Resultados dos níveis médios de AST e ALT nos diferentes grupos (Média ± SE, n=10)

GRUPOS	AST (UI/L)				ALT (IU ZL)			
DIAS	0th	14th	28th	CD	0th	14th	28th	CD
Controlo normal (Ti)	$45.51 + 0.911^{b}$	45.17 ± 1.423^{c}	44.89 ± 0.811^{d}	N.S	27.86 ± 0.888^{b}	28.75 ± 0.500^{c}	28.14 ± 0.648^{c}	N.S
Controlo diabético (T2)	$^{C}115.94 \pm 1.704^{a}$	$^{B}133.17 \pm 3.296^{a}$	$^{A}156.7 \pm 1.407^{a}$	9.713	105.03 ± 3.068^{a}	116.81 ± 3.746^{a}	122.3 ± 4.099^{a}	N.S
Std.	$^{A}116.88 \pm$	$^{B}86.30 \pm$	$^{C}66.23 \pm 1.31$	6.49	$^{A}106.35 \pm 3.81$	$^{B}73.69 \pm 2.18$	$^{B}64.07 \pm 1.34$	11.24

Fármaco @ 100 mg/Kg b. wt.(T3)	1.748^{a}	1.503^{b}	2^{c}	3	3^{a}	4^{b}	2^{b}	6
***N. cadamba* @ 300 mg /kg b. wt.(T4)**	^{A}116.63 ±2.119^{a}	^{B} 94.05 ± 2.078^{b}	^{c}73.87±1.03 2^{b}	7.69 1	^{A}104.80±4.78 4^{a}	^{B}82.23±2.06 2^{b}	^{B}69.3 ±1.576^{b}	13.32 0
***N. cadamba* @ 500 mg /kg b. wt.(T)5**	^{A}120.30 ± 2.606^{a}	^{B}89.44± 1.253^{b}	^{c}68.68±1.40 7^{c}	7.87 2	^{A}103.92±2.91 9^{a}	^{B}79.4±1.927^{b}	^{c}66.23±1.31 2^{b}	9.144
CD	7.338	7.918	4.697		12.934	8.972	8.319	

ABC na linha respectiva e abc na coluna respectiva diferem significativamente (p< 0,05) N.S : Não significativo

Fig.4.8 O gráfico mostra os níveis médios de AST em todos os grupos experimentais (IU/L)

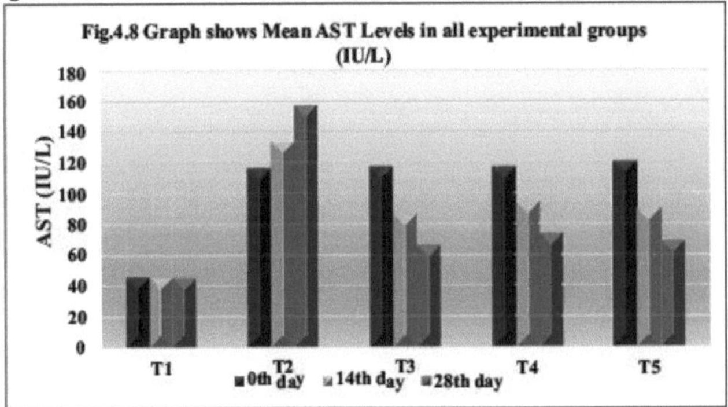

Fig.4.9 O gráfico mostra os níveis médios de volume celular em todos os grupos experimentais (%)

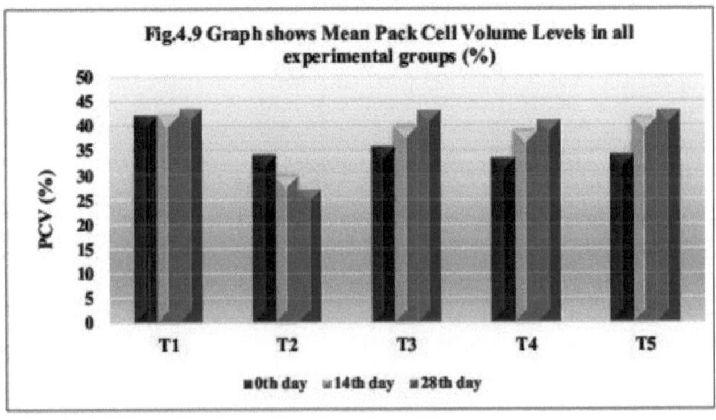

(T3) mostra uma redução significativa do nível de AST em comparação com o grupo tratado

com extrato de *Neolamarckia cadamba* (T4 e T5).

No final da experiência, ou seja, no dia 28th , os valores médios de AST de (T1 a T5) eram 44,89 ± 0,811, 156,7 ± 1,407, 66,23 ± 1,312, 73,87 ± 1,032, 68,68 ± 1,407 UI/L, respetivamente. Verificou-se que os valores médios de AST no grupo de controlo diabético (T2) aumentaram gradualmente em comparação com um grupo de controlo normal (T1) e os valores estatísticos foram considerados significativos. Os grupos de tratamento (T3, T4 e T5) baixaram progressivamente os níveis de AST. Os ratos do grupo tratado com metformina (T3) apresentam uma redução significativa do nível de AST, seguido do grupo tratado com extrato de *Neolamarckia cadamba* a 500 mg/kg de peso corporal (T5) e depois do grupo tratado com extrato de *Neolamarckia cadamba* a 300 mg/kg de peso corporal (T4), respetivamente.

Alam *et al.* (2011) estudaram que a administração de aloxana elevou drasticamente a aspartato transaminase e os biomarcadores da função hepática (AST) em ratos. O extrato hidroetanólico de *Anthocephalus cadamba* nas dosagens de 200 e 400 mg/kg produziu um efeito inibidor nos marcadores hepáticos elevados em comparação com os ratos normais. Enquanto o grupo de controlo da diabetes e o grupo tratado com glibenclamida não apresentaram qualquer alteração na concentração elevada de enzimas hepáticas. As actividades da AST e da ALT são conhecidas como enzimas marcadoras citosólicas que reflectem a necrose hepatocelular, uma vez que são libertadas para o sangue após danos na membrana celular. Khandelwal *et al.* (2015) observaram que o extrato aquoso das folhas de *Anthocephalus cadamba* em doses de 125 mg/kg, 250 mg/kg e 500 mg/kg de peso corporal foi administrado a diferentes grupos de ratos diabéticos. O extrato aquoso de folhas em várias doses diminuiu consideravelmente os níveis de aspartato aminotransferase (AST) a (p<.05 e.01) significativo. Ambas as doses de extrato de *Neolamarckia cadamba* @ 300 e 500 mg/kg de peso corporal diminuíram significativamente o nível de AST, o que pode ter tido uma capacidade de regeneração das células hepáticas.

4.5.5 Estimativa dos níveis séricos de transaminase glutâmico pirúvica (SGPT)/ALT

Conforme ilustrado na **tabela 4.6**, os níveis médios de ALT em todos os grupos de tratamento T1, T2, T3, T4 e T5 no dia 0th foram 27,86 ± 0,888, 105,03±3,068, 106,35±3,813, 104,80±4,784, 103,92±2,919 UI/L, respetivamente. Em todos os ratos diabéticos induzidos por estreptozotocina, observou-se que nos grupos (T2 a T5) os níveis de AST estavam significativamente elevados

No 14oth dia da experiência, os níveis de ALT nos grupos de (T1 a T5) eram 28,75 ± 0,500, 116,81 ± 3,746, 73,69 ± 2,184, 82,23 ± 2,062, 79,4 ± 1,927 UI/L, respetivamente. Verificou-se uma diminuição significativa (p < 0,05) dos níveis de ALT nos três grupos, ou seja, T3, T4 e T5.

No final da experiência, ou seja, no dia 28th , os valores médios de AST de (T1 a T5) foram 28,14 ± 0,648, 122,3 ± 4,099, 64,07 ± 1,342, 69,3 ± 1,576, 66,23 ± 1,312 IU/L, respetivamente. O extrato de *Neolamarckia cadamba* a 500 mg/kg de peso corporal revelou-se quase igualmente eficaz na redução do nível de ALT quando comparado com o medicamento padrão metformina tratado a 100 mg/kg de peso corporal e mais eficaz quando comparado com os ratos do grupo tratado com extrato de *Neolamarckia cadamba* a 300 mg/kg de peso corporal (T4).

A partir dos resultados acima, observa-se que, nos ratos diabéticos induzidos por estreptozotocina do grupo (T2), houve um aumento constante dos níveis de ALT até 28 dias. (Alam *et al.*, 2011, e Khandelwal *et al.*, 2015) estudaram que a administração de aloxana em ratos aumentou significativamente a alanina transaminase (ALT) quando comparada com ratos normais. Madhuri e Mohanvelu, (2017) descobriram que o extrato aquoso de *Mangifera indica* (400 mg/kg) reduzia os níveis de alanina transaminase (ALT) em ratos diabéticos.

4 .6. Parâmetros hematológicos

4.6.1 Estimativa do nível de hemoglobina (Hb)

A **tabela 4.7** mostra que os níveis médios de hemoglobina de todos os grupos de tratamento T1, T2, T3, T4 e T5 no dia 0th foram 14 ± 0,471, 11,3 ± 0,418, 11,83 ± 0,508, 11,06 ± 0,320, 11,3 ± 0,418 g/dl, respetivamente. Verificou-se uma variação significativa em todos os grupos diabéticos induzidos por estreptozotocina T2, T3, T4 e T5, em comparação com um grupo de controlo normal T1.

No 14^{oth} dia da experiência, o nível médio de hemoglobina nos grupos (T1 a T5) foi de 13,96 ± 0,165, 9,86 ± 0,241, 13,16 ± 0,241, 13,06 ± 0,320, 13,73 ± 0,241 g/dl, respetivamente. Todos os grupos de tratamento foram considerados com um nível de significância ($p < 0,05$). O extrato de *Neolamarckia cadamba* de ambas as dosagens @ 300 e 500 mg/kg b.wt. aumenta significativamente os níveis de hemoglobina em ratos diabéticos.

Os níveis médios de hemoglobina de todos os grupos de tratamento T1, T2, T3, T4 e T5 no dia 28th foram 14,4 ± 0,402, 8,96 ± 0,306, 14,3 ± 0,329, 13,63 ± 0,165, 14,33 ± 0,272 g/dl, respetivamente. O nível de significância dos valores médios de hemoglobina foi de ($p < 0,05$) nos grupos T2, T3, T4 e T5. O medicamento de referência padrão metformina T3 e o extrato de *Neolamarckia cadamba* de ambas as dosagens @ 300 e 500 mg/kg b.wt. melhoraram significativamente os níveis de hemoglobina em ratos diabéticos perto dos níveis normais.

A partir das observações acima, revela-se que o nível de hemoglobina no grupo de controlo diabético não tratado (T2) diminuiu gradualmente. Khandelwal *et al.* (2015) estudaram que o extrato aquoso de folhas de *Anthocephalus cadamba* em várias doses causou um aumento significativo ($p< 0,05$) na Hb, RBC e PCV em comparação com um grupo de controlo. Foi encontrado um aumento mais significativo ($p< 0,01$) na Hb, RBC e PCV a 250 mg/kg e 500mg/kg de peso corporal em relação ao controlo. Poderá dever-se à síntese de eritropoietina aumentada pelo extrato. Oyedemi *et al.*, (2011) afirmaram que, na diabetes mellitus, a ocorrência de anemia foi relatada devido ao aumento da glicosilação não enzimática das proteínas da membrana das hemácias. Na diabetes mellitus, a oxidação destas proteínas e a hiperglicemia promovem a

Tabela 4.7: Resultados dos níveis médios de hemoglobina e volume de células nos diferentes grupos (Média ± SE, n=10)

GRUPOS	Hb (g/dl)				PCV (%)			
DIAS	**0th**	**14th**	**28th**	**CD**	**0th**	**14th**	**28th**	**CD**
Controlo normal (Ti)	$14±0.471^{a}$	$13.96 ±0.165^{a}$	$14.4 ± 0.402^{a}$	N.S	$42±1.414^{a}$	$42±0.471^{a}$	$43.33 ±1.186^{a}$	N.S
Controlo diabético (T2)	$^{A}11.3±0.418^{b}$	$^{B}9.86±0.241^{b}$	$^{B}8.96±0.306^{b}$	1.402	$^{A}34±1.247^{b}$	$^{B}29.67 ±0.720^{c}$	$^{B}27 ± 0.949^{b}$	4.212
Std. Fármaco @ 100 mg/Kg b. wt.(T)₃	$^{B}11.83±0.508^{b}$	$^{AB}13.16$ 1 $0.24U^{1}$	$^{A}14.3±0.329^{a}$	1.597	$^{B}35.67 ± 1.515^{b}$	$^{A,i}39.66 ± 0.728^{ab}$	$^{A}43 ± 0.942^{a}$	4.709
***N. cadamba* @ 300 mg /kg b. wt.(Tj)**	$^{B}11.06±0.320^{b}$	$^{A}13.06±0.320^{a}$	$^{A}13. 63± 0.165^{a}$	1.182	$^{B}33.33 ±0.981^{b}$	$^{A}38.67± 0.722^{b}$	$^{A}41 ±0.471^{a}$	3.194
***N. cadamba* @ 500 mg /kg b. wt.(Ts)**	$^{B}11.3±$ 0.418b	$^{A}13.73±0.241^{a}$	$^{A}14.33 ± 0.272^{a}$	1.358	$^{B}34± 1.247^{b}$	$^{A}41.33±0.720^{a}$	$^{A}43±0.816^{a}$	4.051
CD	1.669	0.955	1.179		4.993	2.615	3.483	

ABC na respectiva linha e abc na respectiva coluna diferem significativamente ($p< 0,05$) N.S : Não significativo

Tabela 4.8: Resultados do nível médio de glicose no sangue nos diferentes grupos (Média ± SE, n=10)

GRUPOS	Glicose no sangue (mg/dl)			
DIAS	0th	14th	28th	CD
Controlo normal (Ti)	100±0.942[b]	96.66 ± 4.009[c]	95.33±4.277[d]	N.S
Controlo diabético (Tr)	[B]317±3.299[a]	[A]339.66±4.064[a]	[A]352.33±5.818[a]	19.152
Std. Fármaco @100 mg/Kg b. ууЦТз)	[A]324.33 ± 3.661[a]	[B]231±1.414[b]	[c]133.67± 1.962[bc]	10.739
N. cadamba @ 300 mg /kg b. wt.(T4)	[A]318.33 ± 4.277[a]	[B]245.66 ± 7.779[b]	[c]146.66 ±4.863[b]	23.948
N. cadamba @ 500 mg /kg b. wt.(Ts)	[A]321.33 ± 10.855[a]	[B]228.33± 8.489[b]	[c]130± 2.160[e]	34.135
CD	21.921	22.315	15.206	

ABC na respectiva linha e abc na respectiva coluna diferem significativamente (p< 0,05) N.S: Não significativo

produção de peróxidos lipídicos, que causam hemólise das hemácias. Também observou que o extrato aquoso da casca do caule de *Afzelia africana* (*A. africana*) em ratos diabéticos induzidos por estreptozotocina, mostrou uma diminuição significativa nos níveis de RBC, Hb e PCV. Asante *et al.* (2016) revelaram uma diminuição em vários parâmetros hematológicos, especialmente na contagem de hemácias, neutrófilos e monócitos no grupo de controlo diabético. Foi relatado que a ingestão de compostos medicinais ou drogas pode alterar a gama normal de parâmetros hematológicos e pode ser devida à inibição da hematopoiese ou a um aumento na destruição de hemácias pela ação da STZ.

4.6.2 Estimativa do nível de Pack Cell Volume (PCV)

A **tabela 4.7** mostra os níveis médios de PCV de todos os grupos de tratamento T1, T2, T3, T4 e T5 no dia 0th foram 42±1,414, 34±1,247, 35,67 ± 1,515, 33,33 ±0,981, 34 ± 1,247 %, respetivamente. Os grupos T2, T3, T4 e T5 apresentaram diferenças significativas (p<0,05), o nível de PCV diminuiu significativamente em relação ao grupo de controlo normal T1.

Os níveis médios de PCV de todos os grupos de tratamento T1, T2, T3, T4 e T5 no 14° dia^{th} foram 42 ± 0,471, 29,67 ± 0,720, 39,66 ± 0,728, 38,67 ± 0,722, 41,33 ± 0,720 %, respetivamente. Os grupos T2, T3, T4 e T5 apresentaram diferenças significativas ao nível de (p<0,05). Nos grupos de ratos T3, T4 e T5, os níveis de PCV melhoraram consideravelmente.

Os níveis médios de PCV de todos os grupos de tratamento T1, T2, T3, T4 e T5 no dia 28th foram 43,33 ± 1,186, 27 ± 0,949, 43 ± 0,942, 41 ± 0,471, 43 ± 0,816 %, respetivamente. Houve uma diferença significativa ao nível de (p<0,05) nos grupos T2, T3, T4 e T5. O grupo tratado com o medicamento padrão, metformina @100 mg/kg de peso corporal e extrato de *Neolamarckia cadamba* de ambas as dosagens @ 300 e 500 mg/kg de peso corporal melhorou significativamente os níveis de PCV em ratos diabéticos, mas o extrato de *Neolamarckia cadamba* @ 500 mg/kg de peso corporal foi mais eficaz do que o grupo tratado com metformina.

As observações acima sugeriram que, no grupo de controlo diabético (T2), os níveis de PCV diminuíram de forma constante até ao período de 28 dias. Asante *et al.* (2016) revelaram que, em ratos induzidos por estreptozotocina, houve uma diminuição de vários parâmetros hematológicos em comparação com o grupo normal. Kapuriya *et al.* (2018) estudaram que os ratos de controlo diabéticos apresentavam uma diminuição significativa da Hb, RBC e PCV em comparação com os ratos de controlo normais. Enquanto a administração oral diária de extractos aquosos de *Linum usitatissimum* em doses de 100, 200 e 400 mg/kg de peso corporal durante 28 dias mostrou aumentos significativos nos níveis de Hb e PCV.

4.7.1. Efeito do extrato metanólico da casca do caule de *N. cadamba* no peso corporal de ratos de diferentes grupos

A **tabela 4.9** mostra que o peso corporal médio dos ratos do grupo de controlo normal (T1) aumentou constantemente. Por outro lado, nos ratos do grupo de controlo diabético (T2), verificou-se uma diminuição significativa do peso corporal desde o dia 0th (171±1,414 g) até ao dia 28th (156,66±1,186 gms) do período de estudo. No grupo T3, há um aumento significativo no peso corporal (172±1,414 gms para 184±1,414) até o 28th dia. No entanto, observou-se que nos grupos T4 e T5 houve um aumento médio do peso corporal em comparação com o grupo normal durante todo o período de estudo. A partir desses achados, observou-se que a perda de peso corporal devido à emaciação e inapetência como uma complicação diabética e a perda catabólica de peso corporal causada por uma indução de estreptozotocina, que é caraterística de uma condição diabética, afirmada por Eleazu *et al.* (2013). Os ratos dos grupos T4 e T5 foram tratados com extrato de *Neolamarckia cadamba* @ 300 e 500 mg/kg bd. wt exibiram resultados comparáveis com o medicamento de referência std. metformina @100mg/kg b.wt. Inicialmente, foi indicado que a redução do peso corporal, ao mesmo tempo que mostrava aumentos no peso corporal dos ratos de 171,33±2,227 para 178,33±2,680 e 173,33±3,138 para 185±4,189 gms, respetivamente. Alam *et al.* (2011) estudaram que o extrato hidroetanólico dos topos floridos de *Anthocephalus cadamba* tratados com 200 e 400 mg/kg reverteu a perda de peso em ratos diabéticos. Munia *et al.* (2020) revelaram que o extrato de *Neolamarckia cadamba* @500 mg/kg b.wt exibiu ganhos no peso corporal observados nos grupos de teste, indicando uma melhoria geral na saúde dos ratos diabéticos.

4.8 Exame histopatológico

Os ratos experimentais foram sacrificados após 28 dias de experiência e foram examinadas as alterações histopatológicas no pâncreas, fígado e rim. Não foram encontradas anomalias histopatológicas significativas em nenhum órgão dos ratos do grupo de controlo normal.

4.8.1 Fígado

As secções do fígado do grupo de controlo normal (T1) mostraram uma arquitetura normal dos lóbulos hepáticos. Os hepatócitos irradiavam como cordões ramificados a partir de uma veia central com espaços portais normais **(placa 4.1)**. O fígado dos ratos do grupo de controlo diabético (T2) apresentava uma dilatação dos sinusóides com uma proeminência das células de Kupffer e núcleos com coloração escura eram evidentes nos hepatócitos (**placa 4.2**). As veias portais estavam dilatadas e a necrose era evidente nas áreas periportais (**placa 4.3**). O fígado do grupo do medicamento de referência metformina (T3) revelou hepatócitos, veia central e áreas portais normais. Foi evidente uma ligeira congestão na veia central, juntamente com hemorragias sinusoidais focais (**placa 4.4**). O fígado dos grupos tratados com o extrato metanólico da casca do caule de *Neolamarckia cadamba* (T4) e (T5) mostrou uma dilatação ligeira dos sinusóides e hepatócitos normais próximos e área portal (**placas 4.5 e 4.6**).

Alam *et al.* (2011) estudaram que os ratos tratados com *Anthocephalus cadamba* @ (200 mg/kg) causaram alguma degeneração gordurosa, mas geralmente uma arquitetura normal do fígado, enquanto os ratos tratados com *Anthocephalus cadamba* @ (400 mg/kg) causaram principalmente uma arquitetura normal do hepatócito no aceno circundante e o grupo de controlo normal mostrou uma arquitetura normal do hepatócito. Asante *et al.* (2016) relataram que o fígado de ratos de controlo diabéticos apresenta células de Kupffer activas (células reticuloendoteliais residentes) e núcleos basófilos de certos hepatócitos, juntamente com alterações gordas (vacuolações citoplasmáticas) causadas pela deposição de gordura no interior do citoplasma dos hepatócitos.

4.8.2 Rim

As secções renais do grupo de controlo normal (T1) revelaram parênquima renal normal com glomérulos normais na cápsula de Bowman rodeados por um espaço capsular claro (**placa 4.7**). Os rins do grupo de controlo diabético (T2) revelaram hemorragias intersticiais e glomerulares com degeneração tubular e diminuição do espaço de Bowman (**placa 4.8**). Os rins do grupo tratado com metformina (T3) revelaram um parênquima renal normal semelhante ao do grupo de controlo normal. Apenas foram observadas hemorragias intersticiais ligeiras num rim do grupo tratado com metformina (T3) (**placa 4.9**). Os rins do grupo tratado com extrato de *Neolamarckia cadamba* a 300 mg (T4) revelaram alterações degenerativas ligeiras com hemorragias (**placa 4.10**). Os rins do grupo tratado com extrato de *Neolamarckia cadamba* a 500 mg (T5) revelaram alterações degenerativas tubulares juntamente com infiltração de células redondas nos espaços intersticiais (**placa 4.11**).

Teoh *et al.* (2010) observaram que os achados histológicos do rim normal de ratos não diabéticos revelaram um glomérulo normal rodeado pela cápsula de Bowman, túbulos contorcidos proximais e distais sem quaisquer alterações inflamatórias. Os rins de ratos diabéticos induzidos por estreptozotocina a uma dose de 50 mg/kg de peso corporal mostraram glomérulos degenerados infiltrados por células inflamatórias e espessamento da membrana basal.

4.8.3 Pâncreas

A secção do pâncreas do grupo de controlo normal (T1) e do grupo tratado com o medicamento de referência std. metformina (T3) mostrou uma arquitetura normal das células B dos ilhéus de Langerhans e das células acinares (**placas 4.12 e 4.14**). Os ilhéus apresentavam uma coloração mais ligeira do que as células acinares circundantes. As células acinares eram piramidais com núcleos basais e citoplasma apical acidófilo. O pâncreas do grupo de controlo diabético (T2) revelou uma diminuição do tamanho e da forma das células B e as células acinares estavam inchadas com a arquitetura anormal dos ilhéus de Langerhans (**placa 4.13**). O pâncreas do grupo tratado com extrato de *Neolamarckia cadamba* a 300 mg (T4) revelou regeneração celular entre os ilhéus de Langerhans e alterações degenerativas menos graves nas células acinares, enquanto o pâncreas do grupo

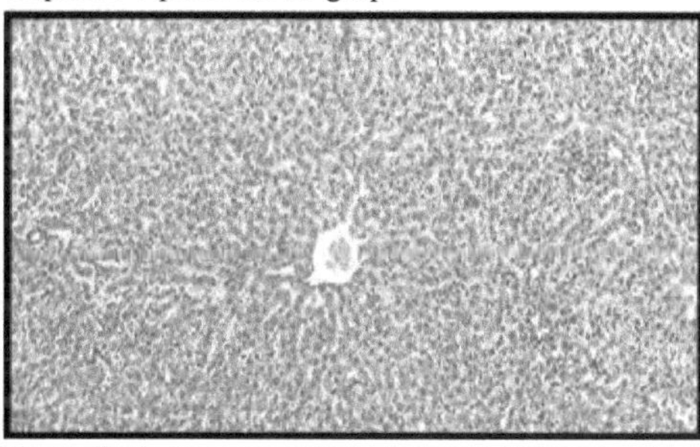

Foto 4.1: Secção histológica do fígado do grupo de controlo normal (T1) mostrando um parênquima hepático normal (H&E x100)

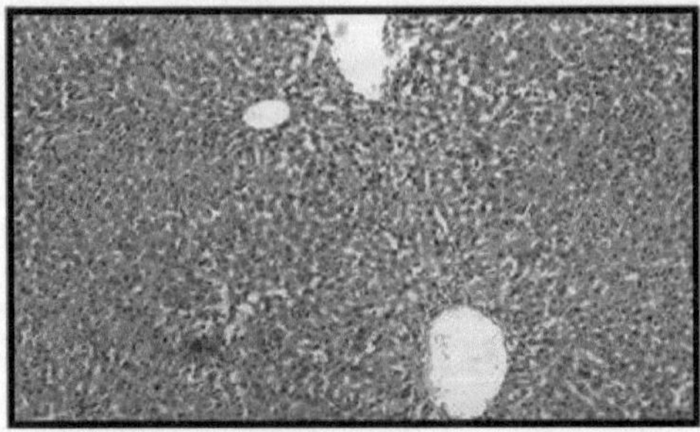

Foto 4.2: Secção histológica do fígado do grupo de controlo diabético (T2) mostrando sinusóides dilatados com veia central e núcleos com coloração escura (H&E x100)

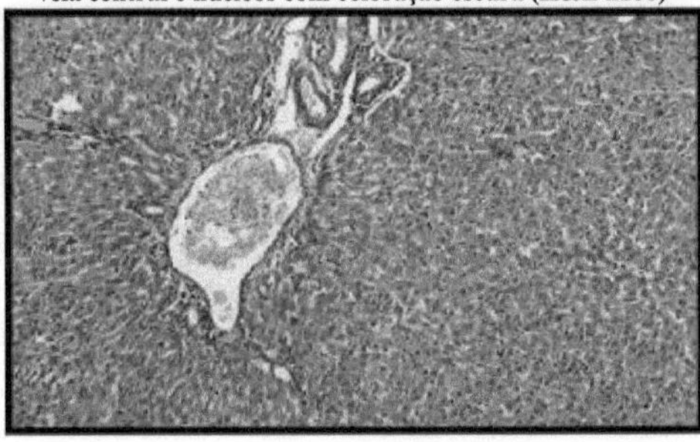

Foto 4.3: Secção histológica do fígado do grupo de controlo diabético (T2) mostrando veias portais dilatadas e necrose periportal (H&E x100)

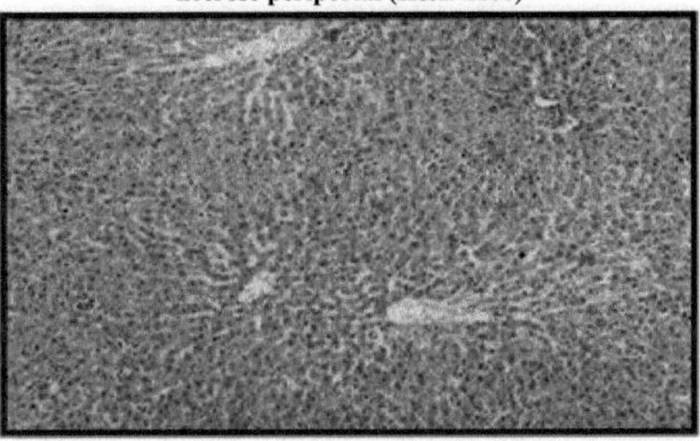

Foto 4.4: Secção histológica do fígado do grupo do medicamento de referência metformina (T3) mostrando uma ligeira congestão e hemorragias sinusoidais focais (H&E x100)

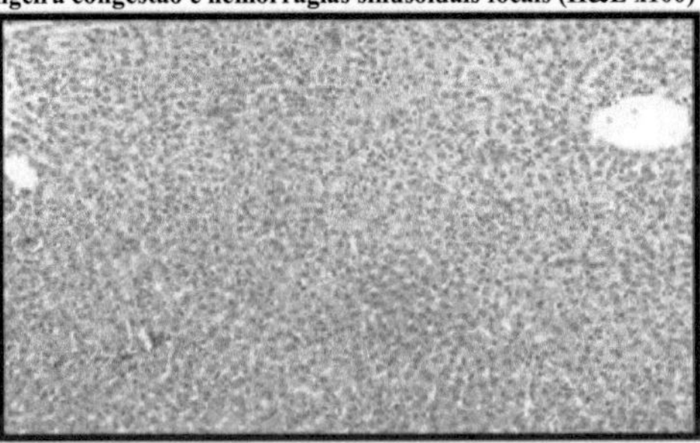

Foto 4.5: Secção histológica do fígado do grupo tratado com extrato de *Neolamarckia cadamba* @ 300 mg (T4) mostrando uma ligeira dilatação dos sinusóides (H&E x100)

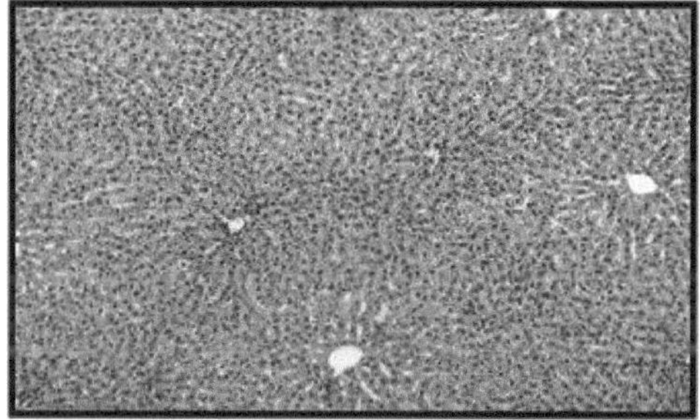

Foto 4.6: Secção histológica do fígado do grupo tratado com extrato de *Neolamarckia cadamba* @ 500 mg (T5) mostrando uma ligeira dilatação dos sinusóides (H&E x100)

Rim

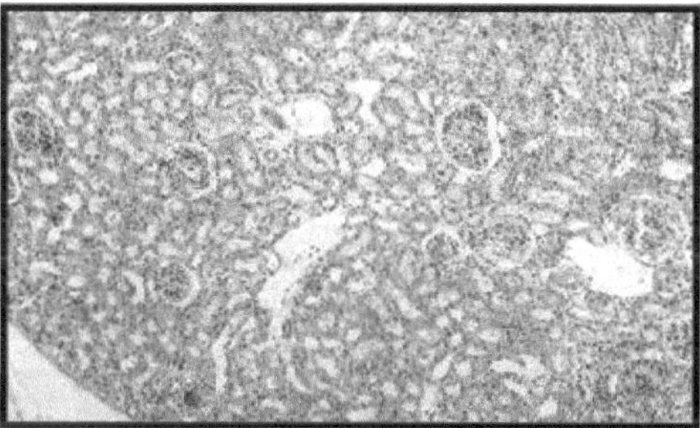

Foto 4.7: Secção histológica do rim do grupo de controlo normal (T1) mostrando um parênquima renal normal (H&E x100)

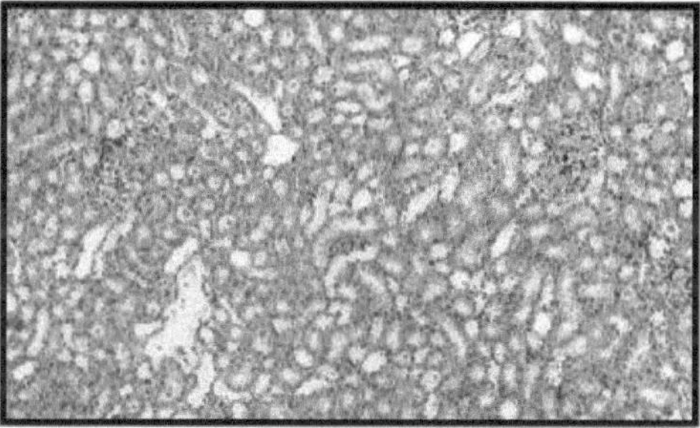

Foto 4.8: (a) Secção histológica do rim (a) e (b) do grupo de controlo diabético (T2) mostrando hemorragias intersticiais e glomerulares nos túbulos proximais e distais (H&E x100)

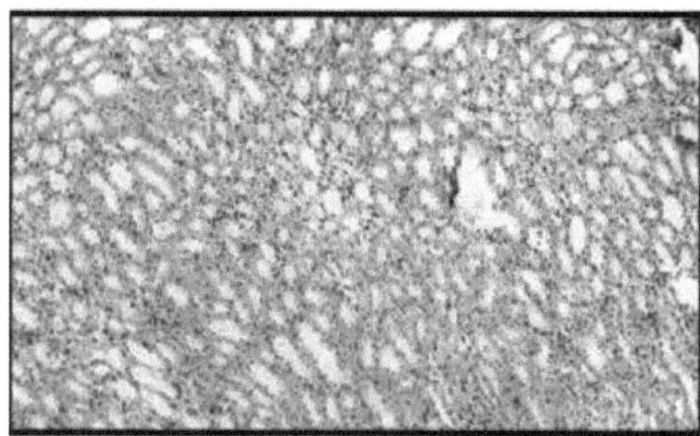

Foto 4.8: (b) Secção histológica do rim (a) e (b) do grupo de controlo diabético (T2) mostrando hemorragias intersticiais e glomerulares nos túbulos proximais e distais (H&E x100)

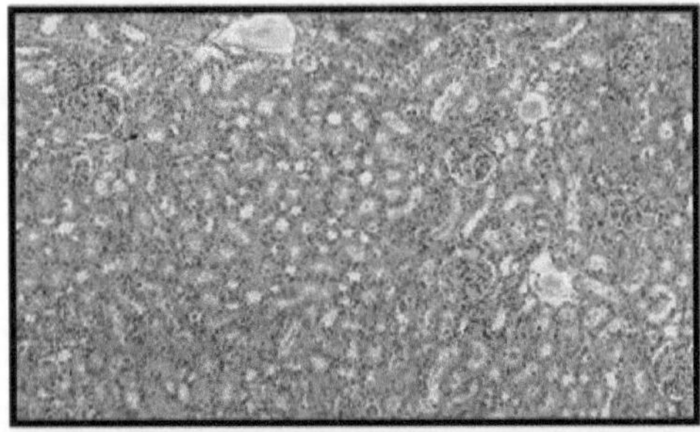

Foto 4.9: Secção histológica do rim do grupo do medicamento de referência metformina (T3) mostrando hemorragias intersticiais ligeiras (H&E x100)

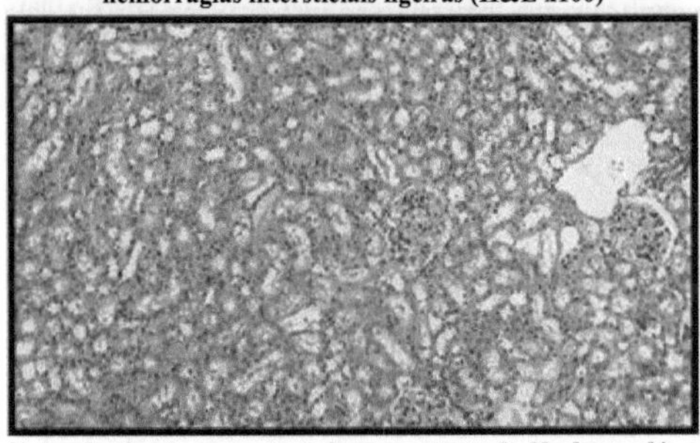

Foto 4.10: Secção histológica do rim do grupo tratado com extrato de *Neolamarckia cadamba* @ 300 mg (T4) mostrando alterações mais ligeiras (H&E x100)

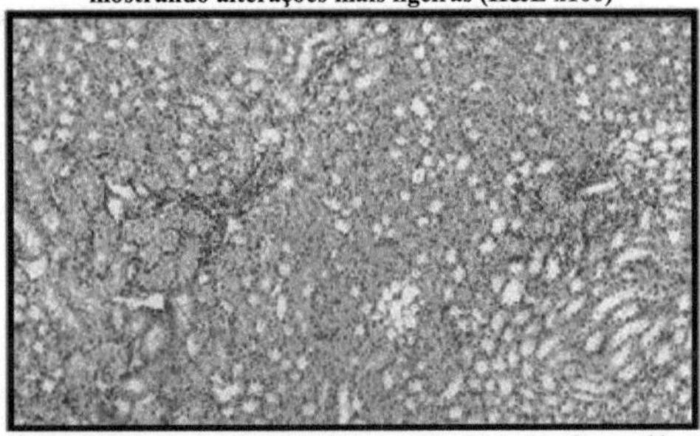

Foto 4.11: Secção histológica do rim do grupo tratado com extrato de *Neolamarckia cadamba* @ 500 mg (T5) mostrando infiltração de células redondas nos espaços intersticiais (H&E x100)

Pâncreas

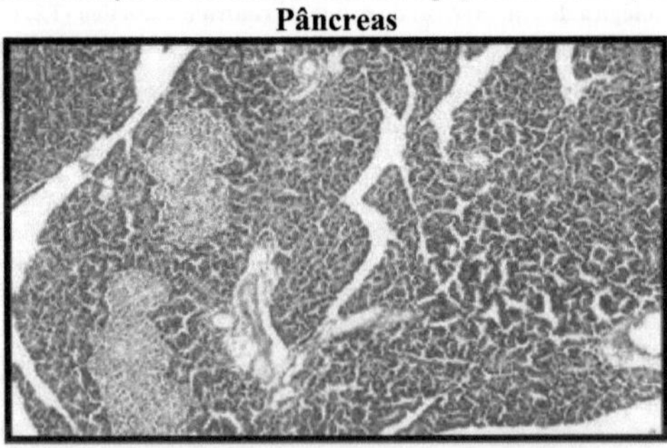

Foto 4.12: Secção histológica do pâncreas do grupo de controlo normal (T1) mostrando uma arquitetura normal das células β dos ilhéus de Langerhans e das células acinares (H&E x100)

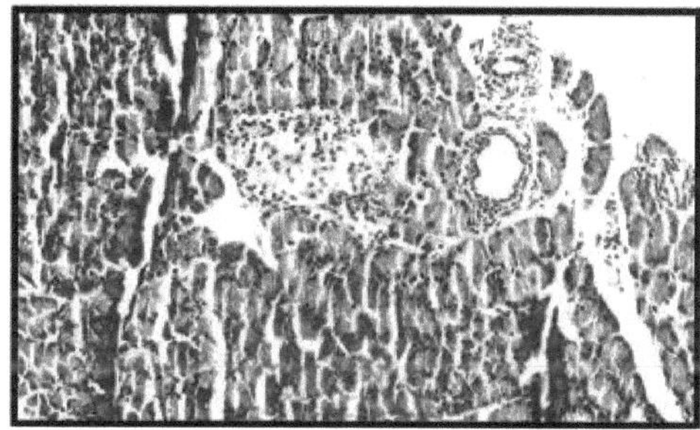

Foto 4.13: Secção histológica do pâncreas do grupo de controlo de diabéticos (T2) que mostra uma diminuição do tamanho e da forma das células β e células acinares inchadas (H&E x200)

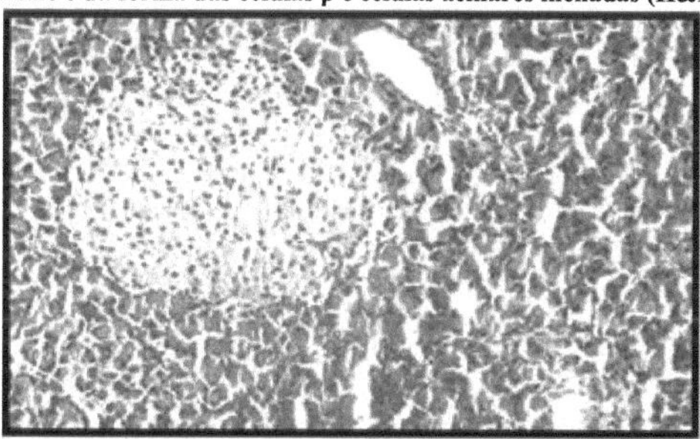

Foto 4.14: Secção histológica do pâncreas do grupo de referência do medicamento metformina (T3) mostrando a arquitetura normal das células β das ilhotas de Langerhans com o aumento do número de células β. (H&E x200)

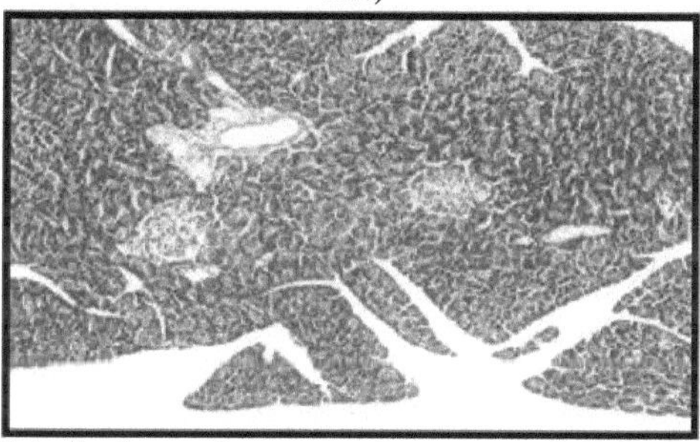

Foto 4.15: Secção histológica do pâncreas do grupo tratado com extrato de *Neolamarckia cadamba* @ 300 mg (T4) mostrando regeneração celular entre as ilhotas de Langerhans (H&E x100)

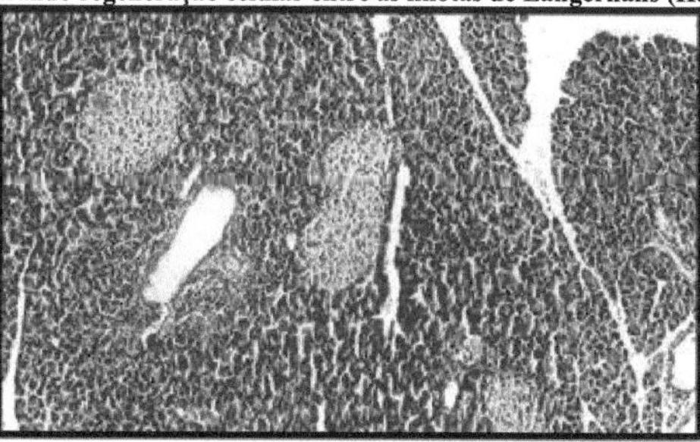

Foto 4.16: Secção histológica do pâncreas do grupo tratado com extrato de *Neolamarckia cadamba* @ 500 mg (T5) mostrando a regeneração celular entre as ilhotas de Langerhans (H&E x100)

GRUPOS	Peso corporal (g)					
DIAS	0th	yth	14th	21th	28th	CD
Controlo normal (Ti)	^{D}175.66±1.905	^{CD}180.33±2.596	^{BC}186±2.160^{a}	^{AB}191.33±2.125^{a}	^{A}196±1.414^{a}	8.013
Diabético Controlo (Tr)	^{A}171±1.414	^{AB}166.67±1.655	^{BC}163.66±2.125^{c}	^{CD}160.33±1.440^{c}	^{D}156.66±1.186^{C}	6.160
Std. Fármaco @ 100 mg/Kg b. wt.(Ts)	^{c}172±1.414	^{c}174.33±1.655	^{BC}177.66±1.440^{ab}	^{AB}181±1.414^{b}	^{A}184±1.414^{b}	5.675
***N. cadamba* @ 300 mg /kg b. Wt.(T4)**	171.33±2.227	172.33±2.227	175.67±2.762^{b}	178.33±2.680^{b}	182.±2.494^{b}	N.S.
***N. cadamba* @ 500 mg /kg b. wt.(T)5**	173.33±3.138	175.66±3.208	178.33±3.741^{ab}	181.33±3.410^{b}	185±4.189^{b}	N.S.
CD	N.S.	N.S.	9.534	9.035	9.323	

ABC na respectiva linha e abc na respectiva coluna diferem significativamente ($p < 0,05$) N.S: Não significativo

O extrato de *Neolamarckia cadamba* tratado com um grupo de 500 mg/kg (TS) revelou alterações degenerativas próximas do normal na histoarquitectura das ilhotas de Langerhans e das células acinares (**placas 4.15 e 4.16**).

Eleazu *et al.* (2013) relataram que a destruição das células B secretoras de insulina ocorre três dias após a administração de estreptozotocina e atinge o pico em duas a quatro semanas em ratos, deixando menos células ativas que resultam em um estado diabético. Kapuriya *et al.*, (2018) observaram que uma secção do pâncreas de ratos diabéticos tratados com extratos aquosos de sementes *de Linum usitatissimum* @ 400 mg/kg diariamente durante 28 dias não mostrou nenhuma alteração patológica das células B das ilhotas de langerhans e aparência normal das células acinares. A ilhota pancreática de um rato que recebeu estreptozotocina (60 mg/kg) 48 horas antes do sacrifício. A maior parte das células beta necróticas já desapareceram (lise e fagocitose) descritas por Ganda *et al.* (1976). Os resultados histopatológicos das secções do fígado dos ratos diabéticos induzidos por aloxana mostraram degeneração no fígado e no pâncreas e as secções do fígado e do pâncreas dos ratos tratados com o extrato etanólico de *Zaleya decandra* mostraram a ausência de necrose e degeneração.

5 RESUMO E CONCLUSÃO (S)

O presente estudo experimental foi realizado para avaliar o efeito do extrato metanólico da casca do caule de *Neolamarckia cadamba* contra a diabetes induzida por estreptozotocina em ratos wistar. A % de extractibilidade e a análise fitoquímica qualitativa do extrato metanólico da casca do caule da *Neolamarckia cadamba* foram realizadas enquanto se estudava o seu potencial antidiabético. A análise fitoquímica revelou a existência de constituintes activos, verificou-se a presença de flavonóides, alcalóides, proteínas, aminoácidos, hidratos de carbono, saponinas, fitoesteróis, resinas, taninos, glicosídeos e compostos fenólicos e a percentagem de extractibilidade foi de 13,40%. O relatório da análise GC-MS revelou a presença de um total de 31 compostos bioactivos. O éster etílico do ácido hexadecanóico, o éster etílico do ácido octadecanóico, o ácido n-hexadecanóico, o ácido pentadecanóico, o y-sitosterol e o ácido B-sitosterol são fitoconstituintes farmacologicamente importantes no extrato de *Neolamarckia cadamba.*

As alterações bioquímicas séricas, hematológicas e histopatológicas no pâncreas, fígado e rim foram alguns dos parâmetros utilizados para avaliar os efeitos antidiabéticos do extrato metanólico da casca do caule de *Neolamarckia cadamba.* O período experimental total foi de 28 dias para a realização da experiência. Os ratos foram distribuídos em cinco grupos de dez cada, com igual proporção entre os sexos. Os cinco grupos foram designados por T1, T2, T3, T4 e T5. Os ratos dos grupos T2, T3, T4 e T5 receberam injecções intraperitoneais de estreptozotocina (40 mg/kg) para induzir diabetes, o grupo T1 serviu de controlo normal e recebeu diariamente solução salina normal. Os grupos T4 e T5 foram tratados com extrato metanólico da casca do caule de *Neolamarckia cadamba* nas doses de 300 e 500 mg/Kg de peso corporal, respetivamente, ao passo que o grupo T3 recebeu diariamente o medicamento padrão de referência metformina na dose de 100 mg/kg de peso corporal. Durante o ensaio, foi colhido sangue nos dias 0th , 14th e 28th para análises hematológicas e bioquímicas. Todas as semanas, até ao dia 28th da experiência, o peso do animal foi registado individualmente. No 28° dia, os ratos de cada grupo foram sacrificados para exame histopatológico do pâncreas, fígado e rim. Os resultados obtidos no presente estudo indicaram que o extrato metanólico da casca do caule da *Neolamarckia cadamba* em doses de 300 e 500 mg/kg de peso corporal tem um efeito hipoglicémico. Quando comparado com o efeito hipoglicémico do extrato metanólico da casca do caule de *Neolamarckia cadamba* na dose de 500 mg/kg de peso corporal, verificou-se que é exatamente o mesmo que o efeito hipoglicémico causado pelo medicamento de referência padrão metformina (100 mg/kg),

Os ratos diabéticos induzidos por estreptozotocina exibiram níveis elevados de colesterol total, AST, ALT e BUN no dia 0th em comparação com os grupos diabéticos e os três grupos de tratamento. No entanto, desde o dia 14th até ao dia 28th do estudo, o extrato metanólico da casca do caule de *Neolamarckia cadamba* nas doses de 300 e 500 mg/kg de peso corporal e a metformina (100 mg/kg) reduziram os níveis elevados de colesterol total, AST, ALT e BUN. Além disso, melhoraram a diminuição do nível de proteína total em ratos diabéticos induzidos por estreptozotocina.

No dia 0th , os ratos diabéticos dos grupos T2, T3, T4 e T5 induzidos por estreptozotocina apresentaram níveis reduzidos de hemoglobina e PCV. No entanto, a partir do dia 14 e até ao fim do estudo, o extrato metanólico da casca do caule de *Neolamarckia cadamba* na dose de 300 e 500 mg/kg de peso corporal e a metformina (100 mg/kg) melhoraram os níveis de hemoglobina e PCV em ratos diabéticos.

Nos ratos diabéticos dos grupos T2, T3, T4 e T5, registou-se uma diminuição do peso corporal em comparação com os ratos saudáveis do grupo T1. No entanto, entre os dias 14th e 28th do estudo, o tratamento com o extrato metanólico da casca do caule de *Neolamarckia cadamba* na dose de 300 e 500 mg/kg de peso corporal e metformina (100 mg/kg) mostrou uma melhoria acentuada no peso corporal dos ratos diabéticos.

CONCLUSÃO:

1. O extrato metanólico da casca do caule da *Neolamarckia cadamba* contém constituintes activos, a presença de flavonóides e fitoconstituintes como o ácido hexadecanóico, o éster etílico do ácido octadecanóico, o ácido n-hexadecanóico, o ácido pentadecanóico, o y-Sitosterol e o B-Sitosterol, que se verificou possuírem propriedades antidiabéticas.
2. O nível de glicose no sangue diminuiu eficazmente em ratos Wistar induzidos por estreptozotocina que foram tratados com extrato metanólico da casca do caule de *Neolamarckia cadamba* à taxa de dose de 300 e 500mg/kg de peso corporal.
3. Os parâmetros bioquímicos séricos, hematológicos e de peso corporal dos ratos foram progressivamente melhorados e corrigidos para o nível esperado em ratos Wistar diabéticos após o tratamento com o extrato metanólico da casca do caule de *Neolamarckia cadamba* em doses de 300 e 500mg/kg de peso corporal. No entanto, verificou-se que os ratos tratados com o extrato metanólico da casca do caule de *Neolamarckia cadamba* em doses de 500 mg/kg eram mais eficazes do que 300 mg/kg de peso corporal.

BIBLIOGRAFIA

Agrawal, S., Samanta, S. e Deshmukh, S.K., 2022. O potencial antidiabético dos fungos endofíticos: Perspectivas futuras como agentes terapêuticos. Biotecnologia e Bioquímica Aplicada, **69**(3), pp.1159-1165.

Ahmed, F., Rahman, S., Ahmed, N., Hossain, M., Biswas, A., Sarkar, S., Banna, H. e Khatun, A., 2011. Avaliação do extrato de folha de *Neolamarckia cadamba* (Roxb.) Bosser na tolerância à glicose em ratos hiperglicémicos induzidos pela glicose. Jornal Africano de Medicinas Tradicionais, Complementares e Alternativas, **8**(1).

Ahmed, D., Kumar, V., Verma, A., Gupta, P.S., Kumar, H., Dhingra, V., Mishra, V. e Sharma, M., 2014. Potencial antidiabético, protetor renal / hepático / pâncreas / cardíaco e antioxidante do extrato de metanol / diclorometano de *Albizzia Lebbeck* Benth. casca do caule (ALEx) em ratos diabéticos induzidos por estreptozotocina. BMC complementary and alternative medicine, **14**(1), pp.117.

Akbarzadeh, A., Noruzian, D., Jamshidi, S., Farhangi, A., Mehrabi, M.R., Rad, B.L., Mofidian, M. e Allahverdi, A., 2007. Treatment of streptozotocin induced diabetes in male rats by immunoisolated transplantation of islet cells. Indian Journal of Clinical Biochemistry, **22**, pp.71-76.

Akhani, S.P., Vishwakarma, S.L. e Goyal, R.K., 2004. Atividade antidiabética de *Zingiber officinale* em ratos diabéticos de tipo I induzidos por estreptozotocina. Jornal de Farmácia e Farmacologia, **56**(1) 101-105.

Alam, M.A., Akter, R., Subhan, N., Rahman, M.M., Majumder, M.M., Nahar, L. e Sarker, S.D., 2008.Propriedade antidiarréica do extrato hidroetanólico das copas floridas de *Anthocephalus cadamba*. Revista Brasileira de Farmacognosia, **18**, 155-159.

Alam, M.A., Subhan, N., Chowdhury, S.A., Awal, M.A., Mostofa, M., Rashid, M.A., Hasan, C.M., Nahar, L. e Sarker, S.D., 2011. *Anthocephalus cadamba* (Roxb.) Miq., Rubiaceae, extrato mostra o efeito hipoglicemiante e alivia o estresse oxidativo em ratos diabéticos induzidos por aloxana. Revista Brasileira de Farmacognosia, **21**(1), 0-0.

Ali, R.B., Atangwho, I.J., Kaur, N., Abraika, O.S., Ahmad, M., Mahmud, R. e Asmawi, M.Z., 2012. Estudo antidiabético guiado por bioensaio do extrato de fruta *Phaleria macrocarpa*. Molecules, **17**(5), pp.4986-5002.

Ali, S., Ishteyaque, S., Khan, F., Singh, P., Soni, A. e Mugale, M.N., 2021. Efeito acelerador da cicatrização de feridas do extrato aquoso de folhas de *anthocephalus cadamba* num modelo de rato diabético. The International Journal of Lower Extremity Wounds, p.15347346211018330.

Alloubani, A., Saleh, A. e Abdelhafiz, I., 2018. Hipertensão e diabetes mellitus como fatores de risco preditivos para acidente vascular cerebral. Diabetes e Síndrome Metabólica: Clinical Research & Reviews, **12**(4), pp.577-584.

Al-Shaqha, W.M., Khan, M., Salam, N., Azzi, A. e Chaudhary, A.A., 2015. Potencial antidiabético de *Catharanthus roseus* Linn. e seu efeito sobre o gene de transporte de glicose (GLUT-2 e GLUT-4) em ratos wistar diabéticos induzidos por estreptozotocina. BMC complementary and alternative medicine, **15**(1), pp.1-8.

Amalraj, T. e Ignacimuthu, S., 1998. Avaliação do efeito hipoglicémico de *Memecylon umbellatum* em ratos diabéticos normais e aloxanos. Jornal de etnofarmacologia, **62**(3), pp.247-250.

Associação Americana de Diabetes, 2013. Diagnóstico e classificação da diabetes mellitus.

Diabetes care, **36**(Suppl 1), p.S67.
Anand, K.K., Singh, B., Grand, D., Chandan, B.K. e Gupta, V.N., 1989. Effect of *Zizyphus sativa* leaves on blood glucose levels in normal and alloxandiabetic rats. Journal of ethnopharmacology, **27**(1-2), pp.121-127.
Andrade-Cetto, A., Revilla-Monsalve, C. e Wiedenfeld, H., 2007. Efeito hipoglicémico de *Tournefortia hirsutissima* L., em ratos diabéticos com n-estreptozotocina. Jornal de etnofarmacologia, **112**(1), pp.96-100.
Arokiyaraj, S., Balamurugan, R. e Augustian, P., 2011. Efeito anti-hiperglicémico do extrato de acetato de etilo de *Hypericum perforatum* em ratos diabéticos induzidos por estreptozotocina. Jornal do Pacífico Asiático de biomedicina tropical, **1**(5), pp.386-390.
Arora, S., Ojha, S.K. e Vohora, D., 2009. Caracterização da diabetes mellitus induzida por estreptozotocina em ratinhos albinos suíços. Global Journal of Pharmacology, **3**(2), pp.81-84.
Arulselvan, P., Ghofar, H.A.A., Karthivashan, G., Halim, M.F.A., Ghafar, M.S.A. e Fakurazi, S., 2014. Terapêutica antidiabética de fonte natural: Uma revisão sistemática. Biomedicina e Nutrição Preventiva, **4**(4), pp.607617.
Asante, D.B., Effah-Yeboah, E., Barnes, P., Abban, H.A., Ameyaw, E.O., Boampong, J.N., Ofori, E.G. e Dadzie, J.B., 2016. Efeito antidiabético de extractos etanólicos de folhas jovens e velhas de *Vernonia amygdalina*: Um estudo comparativo. Jornal de pesquisa sobre diabetes, 2016.
Azadbakht, M., Safapour, S., Ahmadi, A., Ghasemi, M. e Shokrzadeh, M., 2010. Efeitos antidiabéticos do extrato aquoso de frutos de *Diospyros lotus* L. em ratos diabéticos induzidos por estreptozotocina e as possíveis alterações morfológicas no fígado, nos rins e no coração. J Pharmacogn Phytochem, **2**(2), pp.10-16.
Baker, J.R. e Ritchie, H.E., 1974. Diabetes mellitus in the horse: a case report and review of the literature. Equine veterinary journal, **6**(1), pp.7-11.
Bennett, N., 2002. Monitoring techniques for diabetes mellitus in the dog and the cat. Clinical techniques in small animal practice, **17**(2), pp.65-69.
Blickle, J.F., 2006. Meglitinide analogues: a review of clinical data focused on recent trials. Diabetes & metabolismo, **32**(2), pp.113-120.
Bussa, S.K. e Jyothi, P., 2010. Atividade antidiabética da casca do caule de *Neolamarckia cadamba* em ratos diabéticos induzidos por aloxana. Jornal Internacional de Farmácia e Tecnologia, **2**(2), pp.314-324.
Chandrashekar, K.S., Abinash, B. e Prasanna, K.S., 2010. Efeito anti-inflamatório do extrato de metanol da casca do caule de *Anthocephalus cadamba* em modelos animais. Jornal Internacional de Biologia Vegetal, **1**(1), p.e6.
Chaudhary, S., Verma, H.C., Gupta, M.K., Kumar, H., Swain, S.R., Gupta, R.K. e El-Shorbagi, A.N., 2019. Aptidão antidiabética de *Cordia sebestena* e seu resultado em parâmetros bioquímicos, eletrólitos séricos e marcadores hematológicos. Pharmacognosy Journal, **11**(2).
Ciobotaru, E., 2013. Diabetes mellitus espontânea em animais. Diabetes Mellitus- Insights e Perspectivas. Croácia: InTech, pp.271-96.
Clark, M. e Hoenig, M., 2021. Comorbidades felinas: Fisiopatologia e gestão do gato diabético obeso. Jornal de Medicina e Cirurgia Felinas, **23**(7), pp.639-648.
Confederat, L.U.M.I.N.I.J.A., Stefan, R.O.X.A.N.A., Lupascu, F.L.O.R.E.N.T.I.N.A., Constantin, S., Avram, I., Doloca, A. e Profire, L.E.N.U.T.A., 2016. Efeitos secundários induzidos por medicamentos hipoglicémicos

sulfonilureias a doentes diabéticos - um estudo retrospetivo. Farmácia, **64**(5), pp.674-679.
Dey, L., Attele, A.S. e Yuan, C.S., 2002. Terapias alternativas para a diabetes tipo 2. Revista de medicina alternativa, **7**(1), pp.45-58.
Dongare S., Somkuwar, A.P. e Dubey, S.A., 2019. Estudo hematológico e alterações no peso corporal de ratos wistar diabéticos induzidos por estreptozotocina tratados com extrato hidroetanólico de folhas de *Catharanthus roseus*. Jornal de Farmacognosia e Fitoquímica, **8**(3), pp.2933-2937.
Dubey, A., Nayak, S. e Goupale, D.C., 2011. Uma revisão sobre estudos fitoquímicos, farmacológicos e toxicológicos sobre *Neolamarckia cadamba*. Der. Pharm. Let, **3**, pp.45-54.
Dwevedi, A., Sharma, K. e Sharma, Y.K., 2015. Cadamba: Uma árvore milagrosa com enormes implicações farmacológicas. Pharmacognosy reviews, **9**(18), p.107.
Eleazu, C.O., Eleazu, K.C., Chukwuma, S. e Essien, U.N., 2013. Revisão do mecanismo de morte celular resultante do desafio da estreptozotocina em animais experimentais, seu uso prático e risco potencial para os seres humanos. Jornal de diabetes e distúrbios metabólicos, **12**, pp.1-7.
Elsner, M., Guldbakke, B., Tiedge, M., Munday, R. e Lenzen, S., 2000. Relative importance of transport and alkylation for pancreatic beta-cell toxicity of streptozotocin. Diabetologia, **43**, pp.1528 1533.
Erukainure, O.L., Ebuehi, O.A., Adeboyejo, F.O., Aliyu, M. e Elemo, G.N., 2013. Alterações hematológicas e bioquímicas em ratos diabéticos alimentados com bolo enriquecido com fibras. Jornal de medicina aguda, **3**(2), pp.39-44.
Etuk, E.U., 2010. Modelos animais para o estudo da diabetes mellitus. Agric Biol JN Am, **1**(2), pp.130-134.
Fowler, M.J., 2008. Complicações microvasculares e macrovasculares da diabetes. Clinical diabetes, **26**(2), 77-82.
Foster, S.J., 1975. Diabetes mellitus - Um estudo da doença no cão e no gato em Kent. Journal of Small Animal Practice, 16(1-12), pp.295-315.Fowler, M.J., 2008. Complicações microvasculares e macrovasculares da diabetes. Clinical diabetes, **26**(2), 77-82.
Furman, B.L., 2015. Modelos diabéticos induzidos por estreptozotocina em ratinhos e ratos. Protocolos actuais em farmacologia, **70**(1), pp.5-47.
Ganda, O.P., Rossini, A.A. e Like, A.A., 1976. Estudos sobre diabetes por estreptozotocina. Diabetes, **25**(7), pp.595-603.
Gilor, C., Niessen, S.J.M., Furrow, E. e DiBartola, S.P., 2016. O que é que tem um nome? Classificação do diabetes mellitus em medicina veterinária e por que é importante. Jornal de Medicina Interna Veterinária, **30**(4), 927-940.
Graham, M.L., Janecek, J.L., Kittredge, J.A., Hering, B.J. e Schuurman, H.J., 2011. The streptozotocin-induced diabetic nude mouse model: differences between animals from different sources. Comparative medicine, **61**(4), pp.356-360.
Grover, J.K., Yadav, S. e Vats, V., 2002. Plantas medicinais da Índia com potencial antidiabético. Journal of ethnopharmacology, **81**(1), pp.81-100.
Gupta, A., Anand, M., Yadav, S. e Gautam, J., 2013. Estudos fitoquímicos e atividade antioxidante de diferentes extractos de folhas de *A. cadamba*. Int J Futur Sci Engg Technol, **1**, pp.21-5.
Gurjar, H., Jain, S.K., Irchhaiya, R., Nandanwar, R., Sahu, V.K. e Saraf, H., 2010. Efeitos hipoglicémicos do extrato metanólico da casca de Anthocephalus cadamba em ratos diabéticos induzidos por aloxana (Rox B) Miq. Int J Pharm Sci Res, **1**(3), pp.79-83.

Hass, C., Kumar, P., Rajak, D., Jain, S.K. e Wanjari, M.M., 2010. Avaliação da Atividade Analgésica e Anti-inflamatória da Casca de *Neolamarckia cadamba* em Roedores. Jornal de Investigação de Farmácia e Tecnologia, **3**(4), pp.1178-1184.

Henson, M.S. e O'Brien, T.D., 2006. Modelos felinos de diabetes mellitus tipo 2. Revista ILAR, **47**(3), pp.234-242.

Jayanthi, M., Sowbala, N., Rajalakshmi, G., Kanagavalli, U. e Sivakumar, V., 2010. Estudo do efeito anti-hiperglicémico de *Catharanthus roseus* em ratos diabéticos induzidos por aloxana. Int J Pharm Pharm Sci, **2**(4), pp.114-6.

Joshi, S.R. e Parikh, R.M., 2007. India; the diabetes capital of the world: Now heading towards hypertension. Journal-Association of Physicians of India, **55**(Y), p.323.

Kanth, R.V. e Diwan, P.V., 1999. Actividades analgésicas, anti-inflamatórias e hipoglicémicas da *Sida cordifolia*. Phytotherapy Research: An International Journal Devoted to Pharmacological and Toxicological Evaluation of Natural Product Derivatives, **13**(1), 75-77.

Kapil, A., Koul, I.B. e Suri, O.P., 1995. Efeitos anti-hepatotóxicos do ácido clorogénico de *Anthocephalus cadamba*. Investigação em fitoterapia, **9**(3), pp.189193.

Kapuriya, P.B., Sadariya, K.A., Bhavsar, S.K. e Thaker, A.M., 2018. Atividade antidiabética de extratos aquosos de *Linum usitatissimum* em ratos diabéticos induzidos por estreptozotocina. Pharma Innov. J, **7**(7), pp.149-154.

Kareti, S.R. e Subash, P., 2020. Exploração in silico de compostos anti-Alzheimer presentes no extrato metanólico da casca de *Neolamarckia cadamba* utilizando GC-MS/MS. Jornal Árabe de Química, **13**(7), pp.6246-6255.

Katakam, A.K., Chipitsyna, G., Gong, Q., Vancha, A.R., Gabbeta, J. e Arafat, H.A., 2005. Streptozotocin (STZ) mediates acute upregulation of serum and pancreatic osteopontin (OPN): a novel islet-protective effect of OPN through inhibition of STZ-induced nitric oxide production. Journal of Endocrinology, **187**(2), pp.237-247.

Kaul, K., Tarr, J. M., Ahmad, S. I., Kohner, E. M., e Chibber, R., 2013. Introdução à diabetes mellitus. Diabetes, 1-11.

Kesari, A.N., Gupta, R.K. e Watal, G., 2005. Hypoglycemic effects of *Murraya koenigii* on normal and alloxan-diabetic rabbits. Journal of Ethnopharmacology, **97**(2), pp.247-251.

Khandelwal, V., Bhatia, A.K., Goel, A., Choudhary, P. e Goel, R., 2015. Estudos do extrato de folhas de *Anthocephalus cadamba* sobre parâmetros hematológicos e bioquímicos de ratos albinos. J Chem Pharm Res, **7**(6), pp.765771.

Kitchen, D.L. e Roussel Jr, A.J., 1990. Diabetes mellitus tipo I num touro. Journal of the American Veterinary Medical Association, **197**(6), pp.761-763.

Kokil, G.R., Veedu, R.N., Ramm, G.A., Prins, J.B. e Parekh, H.S., 2015. Diabetes mellitus tipo 2: limitações das terapias convencionais e intervenção com terapêutica baseada em ácidos nucleicos. Chemical Reviews, **115**(11), pp.4719-4743.

Kumar, G.P., Sudheesh, S. e Vijayalakshmi, N.R., 1993. Hypoglycaemic effect of *Coccinia indica*: mechanism of action. Planta medica, **59**(04), pp.330332.

Kumar, R., Janadri, S., Kumar, S. e Swamy, S., 2015. Avaliação da atividade antidiabética do extrato alcoólico da flor *Sesbania grandiflora* em ratos diabéticos induzidos por aloxana. Jornal Asiático de Farmácia e Farmacologia, **1**(1), pp.21-26.

Laflamme, D.P., 2012. Simpósio sobre animais de companhia: obesidade em cães e gatos: o que há de errado em ser gordo? Journal of Animal Science, **90**(5), pp.16531662.

Lambert, E.V. e Bull, F., 2014. Recomendações de saúde pública para a atividade física na

prevenção da diabetes mellitus tipo 2. Diabetes e Atividade Física, **60**, pp.130-140.
Lenzen, S., 2008. Os mecanismos da diabetes induzida por aloxano e estreptozotocina. Diabetologia, **51**(2), pp.216-226.
Madariaga-Mazon, A., Naveja, J.J., Medina-Franco, J.L., Noriega-Colima, K.O. e Martinez-Mayorga, K., 2021. DiaNat-DB: uma base de dados molecular de compostos antidiabéticos de plantas medicinais. RSC advances, **11**(9), pp.5172-5178.
Madhuri, A.S. e Mohanvelu, R., 2017. Avaliação da atividade antidiabética do extrato aquoso de folhas de *Mangifera indica* em ratos diabéticos induzidos por aloxana. Jornal Biomédico e Farmacologia, **10**(2), pp.1029-1035.
Malini, P., Kanchana, G. e Rajadurai, M.U.R.U., 2011. Eficácia antibiótica do ácido elágico na diabetes mellitus induzida por estreptozotocina em ratos albinos wistar. Asian J Pharm Clin Res, **4**(3), pp.124-128.
Meenakshi, P., Bhuvaneshwari, R., Rathi, M.A., Thirumoorthi, L., Guravaiah, D.C., Jiji, M.J. e Gopalakrishnan, V.K., 2010. Atividade antidiabética do extrato etanólico de *Zaleya decandra* em ratos diabéticos induzidos por aloxana. Bioquímica Aplicada e Biotecnologia, **162**, pp.1153-1159.
Michael, H.N., Salib, J.Y. e Eskander, E.F., 2013. Bioatividade de glicosídeos de diosmetina isolados do epicarpo de frutos de tâmara, *Phoenix dactylifera*, no perfil bioquímico de ratos machos diabéticos de aloxana. Phytotherapy Research, **27**(5), pp.699-704.
Mkele, G., 2013. Uma revisão da metformina e do seu lugar nas directrizes para a diabetes. Clínica Familiar da África do Sul, **55**(6), pp.504-506.
Mondal, S., Bhar, K., Mahapatra, A.S., Mukherjee, J., Mondal, P., Rahaman, S.T. e Nair, A.P., 2020. - Haripriyall O favorito de Deus: *Anthocephalus cadamba* (Roxb.) Miq.-At a Glance. Pharmacognosy Resea, **12**(1).
Monday, O.M. e Uzoma, A.I., 2013. Alterações histológicas e actividades antidiabéticas *do* extrato de tubérculo de *Icacina trichantha* em células beta de ratos diabéticos induzidos por aloxana. Jornal do Pacífico Asiático de Biomedicina Tropical, **3**(8), pp.628-633.
Munira, S., Nesa, L., Islam, M., Begum, Y., Rashid, M.A., Sarker, M.R. e Ahmed, T., 2020. Atividade antidiabética do extrato de flores de *Neolamarckia cadamba* (Roxb.) Bosser em ratos diabéticos induzidos por aloxana. Clinical Phytoscience, **6**(1), pp.1-6.
Muruganandan, S., Srinivasan, K., Gupta, S., Gupta, P.K. e Lal, J., 2005. Efeito da *mangiferina* na hiperglicemia e na aterogenicidade em ratos diabéticos com estreptozotocina. Jornal de etnofarmacologia, **97**(3), pp.497-501.
Nagappa, A.N., Thakurdesai, P.A., Rao, N.V. e Singh, J., 2003. Atividade antidiabética dos frutos de *Terminalia catappa* Linn. Jornal de etnofarmacologia, **88**(1), pp.45-50.
Nakagawa, K., Kishida, H., Arai, N., Nishiyama, T. e Mae, T., 2004. Os flavonóides do alcaçuz suprimem a acumulação de gordura abdominal e o aumento do nível de glucose no sangue em ratos diabéticos obesos KK-Ay. Boletim Biológico e Farmacêutico, **27**(11), pp.1775-1778.
Nassar, M., Daoud, A., Nso, N., Medina, L., Ghernautan, V., Bhangoo, H., e Misra, A., 2021. Diabetes mellitus e COVID-19. Diabetes e Síndrome Metabólica: Clinical Research & Reviews, **15**(6), 102268.
Nelson, R.W., 2000. Medicamentos orais para o tratamento da diabetes mellitus em cães e gatos. Journal of small animal practice, **41**(11), pp.486-490.
Nie, M., Huang, J., Huang, J., Chen, Z., Lin, L., Luo, F., Zhang, X. e Xiao, S., 2022. Diferenças nos componentes de *Neolamarckia cadamba* de diferentes proveniências e a

atividade de reversão da resistência a drogas do alcaloide caraterístico. Industrial Crops and Products, **186**, p.115145.
Nwaogwugwu, J. C., 2020. Alterações hematológicas e actividades antidiabéticas do extrato aquoso do tubérculo do caule de *Colocasia esculenta* (L. schatt) em ratos diabéticos induzidos por aloxana. Anais de Pesquisa Clínica e Laboratorial, **8**(2), 0-0.
Ohadoma, S. C., & Michael, H. U. (2011). Efeitos da coadministração do extrato de folha de metanol de *Catharanthus roseus* na atividade hipoglicémica da metformina e da glibenclamida em ratos. Asian Pacific Journal of Tropical Medicine, **4**(6), 475-477.
Oyedemi, S.O., Adewusi, E.A., Aiyegoro, O.A. e Akinpelu, D.A., 2011. Efeito antidiabético e hematológico do extrato aquoso da casca do caule de *Afzelia africana* (Smith) em ratos Wistar diabéticos induzidos por estreptozotocina. Revista de biomedicina tropical da Ásia-Pacífico, **1**(5), pp.353-358.
Pandey, A. e Negi, P.S., 2016. Usos tradicionais, fitoquímica e propriedades farmacológicas de *Neolamarckia cadamba*: A review. Jornal de etnofarmacologia, **181**, 118-135.
Peng, C.H., Chyau, C.C., Chan, K.C., Chan, T.H., Wang, C.J. e Huang, C.N., 2011. O extrato polifenólico de *Hibiscus sabdariffa* inibe a hiperglicemia, a hiperlipidemia e o stress oxidativo da glicação, ao mesmo tempo que melhora a resistência à insulina. Jornal de química agrícola e alimentar, **59**(18), pp.99019909.
Prasad, S.K., Kumar, R., Patel, D.K. e Hemalatha, S., 2010. Atividade de cicatrização de feridas de *Withania coagulans* em ratos diabéticos induzidos por estreptozotocina. Biologia farmacêutica, **48**(12), pp.1397-1404.
Pushparaj, P.N., Low, H.K., Manikandan, J., Tan, B.K.H. e Tan, C.H., 2007. Efeitos antidiabéticos de *Cichorium intybus* em ratos diabéticos induzidos por estreptozotocina. Jornal de etnofarmacologia, **111**(2), pp.430-434.
Qureshi, A.K., Mukhtar, M.R., Hirasawa, Y., Hosoya, T., Nugroho, A.E., Morita, H., Shirota, O., Mohamad, K., Hadi, A.H.A., Litaudon, M. e Awang, K., 2011. Neolamarckines A e B, novos alcalóides indólicos de *Neolamarckia cadamba*. Boletim Químico e Farmacêutico, **59**(2), pp.291-293.
Raaman, N., 2006. Phytochemical techniques. New India Publishing.
Rai, M.K., 1995. Uma revisão de algumas plantas antidiabéticas da Índia. Ciência Antiga da Vida, **14**(3), p.168.
Rand, J.S., Fleeman, L.M., Farrow, H.A., Appleton, D.J. e Lederer, R., 2004. Canine and feline diabetes mellitus: nature or nurture? The Journal of nutrition, **134**(8), pp.2072S-2080S.
Rao, B.K., Giri, R., Kesavulu, M.M. e Apparao, C.H., 2001. Efeito da administração oral de extractos de casca de *Pterocarpus santalinus* L. no nível de glicose no sangue em animais experimentais. Journal of Ethnopharmacology, **74**(1), pp.69-74.
Rathor, R.B., Rao, R.D. e Rao, P., 2013. Triagem fitoquímica e efeito antioxidante antidiabético dos extractos de flores de *Ecbolium ligustrinum*. Jornal Indiano de Investigação em Farmácia e Biotecnologia, **1**(4), p.575.
Sabu, M.C. e Kuttan, R., 2002. Atividade antidiabética de plantas medicinais e sua relação com a sua propriedade antioxidante. Jornal de etnofarmacologia, **81**(2), pp.155-160.
Saleem, R., Ahmad, M., Hussain, S.A., Qazi, A.M., Ahmad, S.I., Qazi, M.H., Ali, M., Faizi, S., Akhtar, S. e Husnain, S.N., 1999. Estudos hipotensivos, hipoglicémicos e toxicológicos sobre o flavonol C-glicosídeo shamimin de *Bombax ceiba*. Planta medica, **65**(04), 331-334.
Salehi, B., Ata, A., V. Anil Kumar, N., Sharopov, F., Ramirez-Alarcon, K., Ruiz-Ortega, A., Abdulmajid Ayatollahi, S., Valere Tsouh Fokou, P., Kobarfard, F., Amiruddin Zakaria, Z. e

Iriti, M., 2019. Potencial antidiabético de plantas medicinais e seus componentes ativos. Biomolecules, **9**(10), p.551.

Sharma, V.K., Kumar, S., Patel, H.J. e Hugar, S., 2010. Atividade hipoglicémica de *Ficus glomerata* em ratos diabéticos induzidos por aloxana. Revista Internacional de Revisão e Investigação em Ciências Farmacêuticas, **1**(2), pp.18-22.

Snedecor, G. W e W. G. Cochran (1994) Statistical methods. **6** Ed., Oxford e IBH Publishing company, Calcutá.

Srinivas, P., Devi, K.P. e Shailaja, B., 2014. Diabetes mellitus (madhumeha) - uma revisão ayurvédica. Int J Pharm Pharm Sci, **6**(Suppl 1), pp.107-110.

Sunmonu, T.O. e Afolayan, A.J., 2013. Avaliação da atividade antidiabética e toxicidade associada ao extrato aquoso de *Artemisia afra* em ratos wistar. Medicina complementar e alternativa baseada em evidências, 2013.

Tafesse, T.B., Hymete, A., Mekonnen, Y. e Tadesse, M., 2017. Atividade antidiabética e triagem fitoquímica de extratos das folhas de *Ajuga remota* Benth em camundongos diabéticos induzidos por aloxana. BMC complementary and alternative medicine, **17**(1), pp.1-9.

Taniyama, H., Hirayama, K., Kagawa, Y., Ushiki, T., Kurosawa, T., Furuoka, H. e Ono, T., 1999. Immunohistochemical demonstration of bovine viral diarrhoea virus antigen in the pancreatic islet cells of cattle with insulindependent diabetes mellitus. Journal of comparative pathology, **121**(2), pp.149-157.

Teoh, S.L., Latiff, A.A. e Das, S., 2010. Alterações histológicas nos rins de ratos diabéticos experimentais alimentados com extrato de *Momordica charantia* (cabaça amarga). Rom J Morphol Embryol, **51**(1), pp.91-5.

Tesch, G.H. e Allen, T.J., 2007. Rodent models of streptozotocin-induced diabetic nephropathy (Methods in Renal Research). Nephrology, **12**(3), pp.261-266.

Thulesen, J., 0rskov, C., Holst, J.J. e Poulsen, S.S., 1997. Short term insulin treatment prevents the diabetogenic action of streptozotocin in rats. Endocrinology, **138**(1), pp.62-68.

Umachigi, S.P., Kumar, G.S., Jayaveera, K.N. e Dhanapal, R., 2007. Actividades antimicrobianas, de cicatrização de feridas e antioxidantes de *Anthocephalus cadamba.* Revista africana de medicinas tradicionais, complementares e alternativas, **4**(4), 481-487.

Venkatesh, S., Reddy, G.D., Reddy, B.M., Ramesh, M. e Rao, A.A., 2003. Antihyperglycemic activity of Caralluma attenuata. Fitoterapia, **74**(3), pp.274-279.

Yadav, J.P., Patel, D.K., Dubey, N.K., Mishra, M.K., Verma, A., Grishina, M., Khan, M.M.U. e Pathak, P., 2022. Cicatrização de feridas e potencial antioxidante de *Neolamarckia cadamba* em ratos diabéticos induzidos por estreptozotocina-nicotinamida. Phytomedicine Plus, **2**(2), p.100274.

Yang, W., Lu, J., Weng, J., Jia, W., Ji, L., Xiao, J., Shan, Z., Liu, J., Tian, H., Ji, Q. e Zhu, D., 2010. Prevalência de diabetes entre homens e mulheres na China. New England journal of medicine, **362**(12), 1090-1101.

Zayed, M.Z., Ahmad, F.B., Ho, W.S. e Pang, S.L., 2014a. Análise GC-MS de constituintes fitoquímicos em extratos de folhas de *Neolamarckia cadamba* (Rubiaceae) da Malásia. Int. J. Pharm. Pharm. Sci, **6**(9), 123-12.

Zayed, M.Z., Zaki, M.A., Ahmad, F.B., Ho, W.S. e Pang, S.L., 2014b. Comparação do teor de mimosina e dos valores nutritivos de *Neolamarckia cadamba* e *Leucaena leucocephala* com *medicago sativa* como índice de qualidade da forragem. Int. J. Sci. Technol. Res, **3**(5).

Drogas e produtos químicos:

- EstreptozotocinaN- (Metilnitrosocarbamoil)-a-D-glucosamina (Estreptozotocina, Ref. CMS1758-250MG, HiMedia Laboratories Pvt. Ltd., Mumbai, Índia).
- Metformina (comprimidos de cloridrato de metformina IP500 MG, USV Private Limited Himachal Pradesh, Índia).
- D -(+) - Glucose anidra (Ref. GRM 016-500G, HiMedia Laboratories Pvt. Ltd., Mumbai).
- Éter de petróleo 60-80^0 C AR (Loba Chemie Pvt. Ltd.,107, Mumbai, Índia).
- Metanol, Hi-AR™ (HiMedia Laboratories Pvt. Ltd. Thane, Índia).

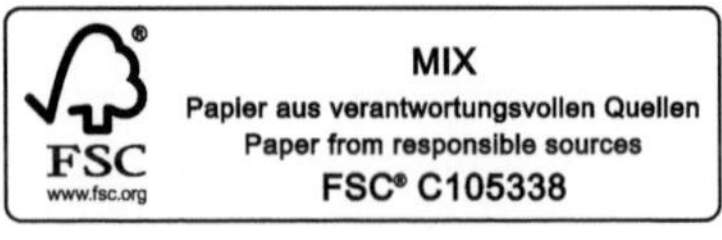

Printed by Books on Demand GmbH, Norderstedt / Germany